お作法を知ればこわくない
査読者が伝授する

論文投稿・査読のコツ

新・専門医制度に備える！
症例報告が書ける！

日本大学医学部診療教授
細野茂春

MCメディカ出版

はじめに

　2014年から日本小児科学会雑誌編集委員長に就任し、論文執筆・査読のセミナーを行い、いろいろな立場の先生と話をする中で論文執筆・指導および査読の仕方で皆さんが悩んでいる点は多くの点で共通していました。そのため、本書は、以下のような3つのパターンの人のために書きました。①論文を初めて書く人、②論文の指導をしなければならなくなった人、③初めて査読の招待が来た人です。

　投稿論文は、原著論文と症例報告とに大別されます。初学者が初めて執筆する論文は、症例報告がほとんどだと思います。しかし、筆頭著者として症例報告を多数執筆している指導医は多くはありません。一方、2017年から始まる小児科新専門医制度では、「論文執筆経験を受験の必須項目として義務化し、査読制度のある雑誌に掲載された論文のみをカウントする」とされました。また指導医においては、「査読制度のある雑誌に、筆頭著者もしくはコレスポンディングオーサー（責任著者）として、小児科関連論文を1編以上掲載済みであること」を認定要件としています。従って、指導医を更新するためにも、自身も5年ごとに最低1本の論文を執筆するか、コレスポンディングオーサーとしての論文指導が必要になります。また、周産期専門医（新生児）の受験申請時には、小児科学会専門医であることが必須なので、ますます論文執筆の重要性が増してきています。

　スポーツを学ぶ過程でも、技術書を読み、コーチに習って学び、ステップアップしていきます。論文執筆も同様です。本書が少しでも皆さんの論文執筆・査読のために役立てば、著者として幸いです。

2017年4月

日本大学医学部診療教授　細野茂春

Contents

はじめに ... 3

第1章 論文投稿・査読のいろは

1 論文執筆：テーマ探しと決定

「テーマ」はどのように見つければいいのでしょうか？

1. なぜ論文発表が義務化されつつあるのか ... 10
2. 学会報告だけではいけない理由 ... 10
3. 症例報告とは ... 11
4. 症例報告の位置付け ... 12
5. accept されるテーマとは ... 13
6. 「稀少性」ではいけない理由 ... 15
7. accept されないテーマとは ... 16
8. テーマは誰が決めるのか ... 17
9. テーマが与えられたら、まずするべきこと ... 18

「テーマ」が決まったら何をすればよいのでしょうか？

1. 文献検索を徹底的に行う ... 20
2. 投稿先の決め方 ... 22
3. 書き始める前に準備するもの ... 24
4. 患者・代諾者によるインフォームドコンセント（説明と許諾） ... 25
5. 論文の構成 ... 25
6. 緒言（はじめに）の構成 ... 26
7. 症例の構成 ... 27
8. 考察の構成 ... 28
9. タイトルの決め方 ... 30

2 論文執筆：図表の正しい表記

図表の正しい表記について教えてください

1. 図と表の違いと使い分け ... 32
2. 誤った表と正しい表 ... 32
3. 誤った図と正しい図 ... 34
4. figure legend ... 36
5. 参考文献 ... 37

3 完成度を高める論文指導

投稿原稿の完成度を高めるには、どのように直せばよいのでしょうか？

1. 事例で解説する accept への近道 ································ 39
2. accept されやすいタイトルとは ································ 39
3. ここを直そう！「緒言（はじめに）」 ···························· 41
4. ここを直そう！「症例」 ·· 44
5. ここを直そう！「考察」 ·· 48
6. 論文の基本ルールを学ぶ重要性 ·································· 51

4 査読の進め方

査読が実際にはどのように行われているか教えてください

1. まずは何をチェックすればよいのか ···························· 52
2. なぜ論文に不備があった場合に査読に進まず編集委員会へ差し戻すのか ··· 55
3. 査読者の意思決定 ·· 55

査読レポートは実際にはどのように作成すればよいか教えてください

1. 査読レポートのフォーマット ····································· 57
2. 掲載可否の判断 ··· 60
3. 査読者の心構え ··· 62

5 査読・投稿のご法度

著者と査読者がやってはいけない「ご法度」は何でしょうか？

1. 倫理に関わるご法度 ··· 63
2. 大人としてのご法度 ··· 69
3. 査読者のご法度 ··· 73
4. 違反行為への対応 ·· 74

Contents

第2章 論文投稿・査読で疑問に思ったこと、対応に困ったこと Q&A

- **Q1** キーワードはどのように決めればいいでしょうか? … 78
- **Q2** 要旨（abstract）をより良くするためのコツはありますか? … 79
- **Q3** 「はじめに」「症例」「考察」の、それぞれの文章の長さの比率はどのくらいがいいですか? … 79
- **Q4** 斜体の使い方や、大文字／小文字の使い方、太字の使い方で注意することはありますか? … 80
- **Q5** 検査結果を図表にまとめるときに注意することはありますか? … 81
- **Q6** 図と表の違いについて教えてください … 82
- **Q7** 参考文献はどのような文章で必要ですか? … 82
- **Q8** 財政的支援の記述はどのようなときに必要で、どのように記載したらいいですか? … 83
- **Q9** 共著者はどのように決めればよいでしょうか? また、その順番はどうすればよいでしょうか? … 84
- **Q10** 謝辞はどのようなときに必要で、どのように記載したらいいですか? … 86
- **Q11** 英文校正は必要ですか? … 86
- **Q12** 英文校正を行うのに注意することは何ですか? … 87
- **Q13** 英文校正はどの段階で行うのがいいですか? … 88
- **Q14** 本文以外も、英文校正を行った方がいいですか? … 88
- **Q15** 投稿先はどのように選んだらいいのでしょうか? … 89
- **Q16** 投稿時に共著者のサインが必要なのはどういう場合ですか? … 90
- **Q17** 査読者の推薦はどのような人を選べばいいのでしょうか? … 91
- **Q18** カバーレターの書き方や長さで注意することは何ですか? … 92
- **Q19** open access journal って何ですか? … 94
- **Q20** article processing charge（APC）と、open access fee（OAF）はどう違うのですか? … 95
- **Q21** ハゲタカ出版社に引っかからないために、注意することは何ですか? … 96
- **Q22** 二重投稿と二次出版はどう違うのですか? … 97
- **Q23** すでに日本語で発表している論文を、似ている内容で英語論文として発表することはできますか? … 98

Contents

- **Q24** 査読者への返事の書き方で注意することはありますか? 98
- **Q25** 査読者の指摘が多過ぎて改訂稿が期日まで間に合いそうもありません。どうすればよいでしょうか? 99
- **Q26** 論文発表後、生データはいつまで保存しておかなければなりませんか? 100
- **Q27** 何度も reject されているのですが……。どうすればいいのでしょうか? 101
- **Q28** 論文作成で後輩を指導するときのポイントは何ですか? 102
- **Q29** 症例報告はどこから書き始めればいいですか? 103
- **Q30** 論文作成能力を高める指導法はありますか? 104
- **Q31** 査読をしていて剽窃と思える部分がありますが、確実な証拠がありません。 104
- **Q32** 構造化抄録(structured abstract)と非構造化抄録(non-structured abstract)はどう違うのですか? 105
- **Q33** 症例報告の英文タイトルで気を付けることは何ですか? 106
- **Q34** 症例報告の英文抄録で注意することは何ですか? 107
- **Q35** 英文抄録だけでも英文校正を行った方がよいのでしょうか? 108
- **Q36** 英文誌の査読で査読者のコメントがよく分からない場合はどうしたらよいのでしょうか? 109
- **Q37** 英文のカバーレターはどのように書けばよいのでしょうか? 110

Advice From The Experts

- 国立がん研究センター中央病院 骨軟部腫瘍・リハビリテーション科 川井 章 83
- 国立がん研究センター東病院 乳腺・腫瘍内科 向井博文 90
- 日本大学医学部 心臓外科 瀬在 明 94
- 日本医科大学 産婦人科 中井章人 100
- 日本大学医学部 呼吸器外科 櫻井裕幸 103

- 索 引 113
- あとがき 117
- 著者紹介 119

第1章

論文投稿・査読のいろは

1 論文執筆：テーマ探しと決定

「テーマ」はどのように見つければいいのでしょうか？

1. なぜ論文発表が義務化されつつあるのか

　自然科学のようにその法則性を明らかにする学問においては、基本的には真理は一つですが、論理的思考によって、学説という形では真理が複数存在することもあります。医学においても、真理は一つであることもありますが、対象とする人間自体に個体差があるため、経験を積み重ねてその中から法則を見出す必要があります。法則を導き出す経験は、適切な審査を受けた論文ということに他なりません。

　医療者は常に、「医学の進歩」と「研究対象者への感謝」のために、自己の経験を論文として、つまり公のものとして公表し、後生に残す必要があります。「研究対象者への感謝」という観点からも、有害事象や合併症の報告の重要性が増してきています。

　また多くの研究は、患者さんから得られた情報（個人情報）と共同研究者の努力の上に成り立っています。結果の公表を主任研究者が怠れば、共同研究者から非難されても仕方がありません。公的研究費を使用した研究ではなおさらです。

2. 学会報告だけではいけない理由

　学会発表も査読制度を導入していることが増えてきていますし、抄録集として研究結果を公表すれば、「研究成果の公表」という意味ではそれなりに目的の達成はできているという考え方もあります。

　しかし客観的立場になれば、研究結果が抄録で完結していいと思う人はいないはずです。ケースシリーズで、抄録を引用文献として掲載している雑誌をたまに見掛けますが、一般的には学会抄録は論文の引用文献にできないとされていま

す。それはなぜでしょうか？

　抄録は質が論文と比べて極めて低いからです。学会発表に査読制度が採用されてきていますが、多くは倫理的に配慮されているかを中心に審査しているに過ぎません。投稿論文の査読とは比べものにならないほど緩やかなものです。

　また、学術集会での抄録の字数制限には差があり、例えば日本小児科学会学術集会では600字が上限です。これは日本小児科学会雑誌への投稿の際の要旨の文字数と同等で、現在、論文自体は短いものが好まれているとはいえ、説得力のある論文として成り立たないことはお分かりになると思います。

3. 症例報告とは

　症例報告とは、実際の臨床現場で出会った患者さんにおいて新たな知見が得られた場合、具体性を持って詳細にその症例を後生に伝えるために書かれた論文で、一般的には複数の専門家によって審査された科学的論文です。

　症例報告には、1例でまとめて報告する**1例報告**と、そのテーマに沿った複数の症例をまとめて報告する**ケースシリーズ**とがあります。

　1例でまとめたものであっても、そこに新規性が認められ、インパクトのあるものなら、**原著論文**として投稿しても差し支えありません。

　最終的には編集委員会で審議され、症例報告として分類されるかもしれませんが、原著論文として認

キーワード

症例報告
これまで未報告の臨床例や新開発の治療法を使用した症例をまとめた報告のこと。

1例報告
単一の症例や治療法に関する症例をまとめた論文報告のこと。

ケースシリーズ
複数の症例を対象とするグループ研究をまとめた論文報告のこと。同じ疾患をもつ患者群や治療法を受けた患者群の診断・治療への反応や治療後の経過観察などを観察・調査する。症例集積研究ともいう。

原著論文
医学や歯学、看護等に関わる研究・調査に関する独創性や新規性のある論文のこと。その内容は、目的、対象、方法、結果、考察、結論で構成されている。

めてくれることもあります。ケースシリーズが何例までの報告をまとめたものかを規定することは、テーマやまとめ方によって判断が異なるので、著者が症例報告で投稿しても、編集委員会から原著論文に分類され、原著論文としての書き直しを指示されることもあります。

ケースシリーズでの報告であれば、偶然性が排除されやすくなるので、掲載の可能性は高くなります。しかし、速報性が重要ですので、新たな症例発生を待つのでなく、過去の症例で同様な症例がなかったかを上級医と振り返って掘り起こし、ケースシリーズとしてまとめる必要があります。

4. 症例報告の位置付け

表1にガイドラインに引用されやすい論文の種類を示します。ガイドラインという観点から見ると、症例報告が引用されることはありません。

論文掲載のされやすさから考えると、**ランダム化比較試験**の論文の結果を統合し、メタ解析でより高い見地から分析した**システマティックレビュー**が、根拠に基づいた医療において最も質の高い推奨とされるため、最も掲載されやすいで

症例が何例以上あれば原著論文になりますか？

症例数で、症例報告と原著論文とに明確に区別することはできません。症例報告の構成は第1章の1「5. 論文の構成」(p.25)以降に詳しく解説しますが、一般的には「目的」「症例」「考察」の順となり、過去の治療内容や予後を集計して一覧化する場合をケースシリーズと呼んでいます。

ここで、あることに注目して「方法」として述べられれば問題なく原著論文として取り扱われます。本文で述べましたが、極めて重要でインパクトの強い発見があれば、1例でも原著論文として投稿する価値があります。

表1 ● 投稿論文の種類

1. 症例報告
   - 1例報告
   - ケースシリーズ
2. 原著論文
   - システマティックレビュー
   - ランダム化比較試験
   - **観察研究**

キーワード

ランダム化比較試験
対象者をランダム（任意）にグループ分けし、1つのグループには評価対象となる治療法を、もう一方には前者とは異なる治療法（従来の方法など）を実施し比較検討する方法のこと。

システマティックレビュー
メタ解析（同一のテーマを扱った複数の研究論文を収集し、その研究方法や結果を検討・統合する方式）によって、多数の研究結果を総括し評価する方法のこと。

観察研究
研究者による介入を行わず、対象者に行われた治療法の効果やそれによる影響、疾患経過などを観察し、調査する方法のこと。

accept
論文が受理されること。反語は、rejectで論文が却下されることをいう。

　一般的には、症例報告は初学者が原著論文に先駆けて執筆することが多いのですが、症例報告の価値が原著論文より低いということは決してありません。症例報告の価値と原著論文の価値とは全く違った意味を持つものです。

　症例報告できる症例を、1施設で解析可能な数だけ集積することはなかなか困難です。みんなで症例経験を共有することで複数例の解析が可能になり、初めて疾患特性や病態の解明を進めていくことができるようになります。すなわち、症例報告は研究の糸口になる大切なものです。

5. acceptされるテーマとは

　最近、小児科学会の指導医講習会の中で「論文執筆・査読の仕方について」というテーマで話す機会をいただいています。そこで指導医になる先生に、「acceptされやすい症例報告はどんな症例か」と尋

ねると、「珍しい疾患」という答えが返ってきます。

「珍しい疾患」を専門用語で置き換えると「稀少疾患」ということになります。これは決して間違った答えではありません。ただ、多くの先生は「稀少」を「発症頻度が少ない疾患」だと捉えているところがあります。発症頻度が少ない疾患に出会う確率はとても低いわけですから、それを待っていては症例報告はできません。

それでは、どんなテーマがacceptされやすいのでしょうか。それは、「新規性」と「有効性」があるテーマになります。

1) 新規性とは

新規性とは、症例報告での論点や主張の内容が、これまでは指摘されていない新しい視点であるということです。

新規性は優先性（priority）と独創性（originality）とに分類されます。優先性とは、簡単にいえば「早い者勝ち」です。先に公式に発表されたもの、すなわち医学会では一般的には査読制度のある学術雑誌に掲載された順番ということになります。

一方、独創性について、「その知見において既知のことから容易には導き出せない新たな発見が認められれば、その部分に対して独創性としての新規性がある」ということになります。学術雑誌では、独創性は優先性に勝るといわれています。

では、新規性のある症例報告を執筆するためにはどのような点に着目すればよいのでしょうか。臨床で重要なことは、①診断、②治療、③臨床経過です。

具体的には以下の内容があれば論文になります。

①診　断

新たな検査方法の導入で診断が可能になった、従来の臨床診断基準に新たな項目を加えることで臨床診断の精度（感度と特異度）が上がった、などの場合です。

②治　療

　内科的療法、外科的療法など新しい治療法で改善した場合です。小児では成人領域の治療法の導入が可能となり、それによって改善した場合も、十分論文として成り立ちます。特にその治療法を導入するに当たっての小児に対しての工夫が書き込まれれば、後述する有効性の面からも論文の価値が高まります。逆に、小児では無効であったことの報告や、有害事象の報告も重要です。

③臨床経過

　疾患に特異的な症状や合併症が見られた場合、また診断・治療の際に有害事象が見られた場合など、その経過が重要です。

2）有効性とは

　有効性とはその論文が該当する学術領域にどれだけ貢献するかという点です。その分野での研究の発展や臨床実施、医療経済など、何らかの意味で社会の発展に寄与することが論拠を挙げて説明できれば論文として採用されます。例として、予防・治療や検査での有害事象や診断・治療のピットフォールが挙げられます。

＊　　　　＊　　　　＊

　以上の内容を表題で的確に示すことができればacceptされる確率は高くなります。

6.「稀少性」ではいけない理由

　疾患がまれであるということは、指導医の問題解決能力にかかってきます。そもそも診断がつかず見逃している場合があります。

　世界で初めての疾患であった場合、専門医がその論文を筆頭著者として書かせ

てもらえる可能性は低いでしょう。症例報告として何番目までなら稀少性で勝負できるでしょうか？　それを決めるのは、査読者と、そして最終的には雑誌の編集委員会です。

7. accept されないテーマとは

1）教科書に記載されている内容を超えていない

　論文を投稿するならば、それぞれ専門分野の教科書を熟読する必要があります。小児科なら Nelson Textbook of Pediatrics、新生児科なら Avery's Diseases of the Newborn でしょうか。そこに記載されている内容であれば、投稿するだけ無駄です。査読までたどり着かず、査読に至る前の差し戻し（editorial reject）となってしまいます。

　また、教科書の改訂には時間がかかるものです。教科書に載っていないからといって安心はできません。2015 年 5 月に改訂 20 版が出版された Nelson Textbook of Pediatrics を例にとると、その前の改訂 19 版は 2011 年に出版されています。

　その上、翻訳本が出るまでにはさらに時間がかかります。改訂 19 版の翻訳本が出版されたのは、なんと改訂 20 版が出版される 1 か月前の 2015 年 4 月です。改訂 19 版翻訳本の Amazon での内容紹介の出だしは以下です。「小児科学永遠のバイブル『ネルソン小児科学』が 10 年ぶりの改訂！」。世間の常識が教科書に載るまでにはかなりのタイムラグがあることを知っておきましょう。

2）過去数年間の総説原稿にすでに記載されている

　重要な疾患であれば、教科書に記載される前に、多くは総説原稿として学術誌に掲載されることが多いです。総説原稿を書く先生は査読者になることが多いので、これを読んでいない（引用していない）と、査読の大項目として、「近年多くの報告がなされるようになってきており、○○らによる（雑誌名、出版年）総

説があり、新たな知見は本論文にはない」とばっさり切られてしまいます。

3）過去数年間に症例報告がなされているが総説としてまとまった報告はない

　総説としてまとめるには、情報が不足しているか、トピックスとして注目されていない場合が考えられます。トピックスとして重要であることが強調でき、さらに有意な知見が盛り込めれば採択される可能性はあります。

8．テーマは誰が決めるのか

　研修医は、まだその領域を勉強中の医師です。症例の新規性・重要性は分かりません。星座について勉強していない人が、冬の星空を眺めて冬の大三角形を同定できないのと一緒です。

　また、患者さんは突然やって来ますし、時間は止められません。研修医は当然、文献検索を行ってその疾患について勉強して理解しなければなりません。しかし、対応を研修医任せにしてしまい、その時に必要な検査が行えなかったら、診断根拠が希薄となり、論文として accept されるのが難しくなります。

　その症例が論文の材料になるか、すなわち新規性や有効性を見出せるかは、指導医の臨床能力にかかってきます。症例報告が多く掲載されている施設はしっかりとした指導医がいる証しではないでしょうか。テーマは誰が決めるのか、それは指導医です。

　症例報告でも原著論文でも、アイデアは日々の臨床から見つけ出されるものです。

表2 ● ノートの記入内容

1. テーマと投稿予定日までのタイムテーブル
2. リサーチカンファレンスの内容（指導医からの指示および議論の内容）
3. 文献検索の検索式および検索結果
4. 参考文献のサマリー
5. 図・表の原案
6. 投稿規定

9. テーマが与えられたら、まずするべきこと

1）ノートを用意する

　まずノートを1冊用意しましょう。これは指導医との情報共有のために必要になります。基礎実験ではないので専門のリサーチラボノートでなくてもいいですが、A4サイズの方眼罫のものが良いでしょう。

　基礎実験のリサーチラボノートの書き方のように決まりはありませんが、**表2**に記入内容の例を示します。まず、テーマを表紙に書き込みます。これは最終的な投稿の際の表題と異なっても構いません。

2）スケジュールを決める

　次に大まかに投稿までのスケジュールを決めてしまいましょう。論文作成が難しいことの一つに、学会発表と違って締め切り日が自分で決められるということがあります。一度決めた締め切り日は変えないという強い意志が必要です。

　2017年受験の小児科学会専門医の出願要件には、「投稿論文がacceptされていること」があります。出願期間は5月1～31日までですので、その前年の4月には初回投稿ができるように計画を立てるべきです。リサーチカンファレンスを含め、論文が掲載されるまで、指導医とのやり取りを日時を含めてその都度記入し、指導医の承認のサインを得ることによって、指導医との論文修正の堂々巡りを防ぐことになります。

3）過去の論文検索

　テーマが決まったら過去の論文検索を行いますので、検索式を記録してその結果を記入します。そして論文検索の結果から必要な論文を取り寄せ、ファイリングを行います。

　ノートにそのリストを記載することはもちろんですが、文献を読んで文献引用の際の必要な情報と抄録部分のコピーを貼って、その下に引用に必要な文献かを含めた自分なりのレビューを書き込みます。場合によっては、図や表も貼っておけば、自分が論文作成する際にどのようなものが必要になるかの参考にもなります。

1 論文執筆：テーマ探しと決定

「テーマ」が決まったら何をすればよいのでしょうか？

1. 文献検索を徹底的に行う

テーマが決まったら、そのテーマによって論文が本当に書けるのかを検討します。最低限、**医学中央雑誌**[1)]と **PubMed**[2)]での検索を行います。

はじめから検索語を絞り込まず、広く検索を行い、検索を行うたびにその検索式と検索結果を記録します。指導医は検索式を必ず確認してください。

PubMed のトップページの Using PubMed の一番上に「PubMed Quick Start Guide」があり、検索の仕方の詳細が書かれています（図1）[2)]。基本的には、検索語をスペースで続ければ「and」の意味となり、絞り込み検索となります。「or」を使えば追加検索となります。

検索式について、図1に示すようにトップページの検索語を記入するブランクの下の「Advanced」をクリックすることによって、図2に示すように検索式の履歴が示されるので、これを保存しておくことをお勧めします。

PubMed では、各文献ごとに、内容に即した米国国立医学図書館（NLM）が定める生命科学用語集に収載されている用語を 10～15 個付与して、この用語を元に文献が検索できるようになっています。「preterm infant」と「low birth weight infant」のように、検索ワードが異なる場合に検索結果数が異なるのは当

キーワード

医学中央雑誌
NPO 法人医学中央雑誌刊行会が運営する国内で発表されている医学関連文献を扱うデータベースのこと。設立は 1903 年（明治 36 年）で、2000（平成 12）年からは、「医中誌 Web」を稼働させている。年間の追加文献数は約 40 万件。

PubMed
米国国立医学図書館（National Library of Medicine：NLM）内の国立生物科学情報センター（National Center for Biotechnology Information：NCBI）が作成している主に医学文献を扱うデータベースのこと。収録は 1946 年から開始されている。

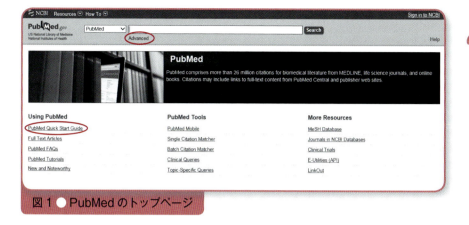

図1 ● PubMed のトップページ

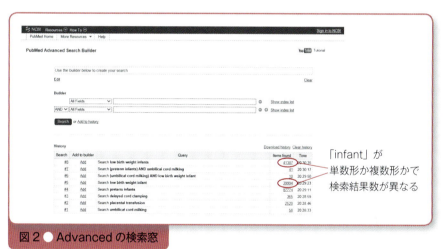

図2 ● Advanced の検索窓

「infant」が
単数形か複数形かで
検索結果数が異なる

然ですが、例えば「infant/infants」のように、検索ワードが単数形か複数形かで検索結果の件数が異なることになるので注意が必要です（図2）。

2. 投稿先の決め方

　論文指導を多く行っている指導医なら、英文でものになる内容か／和文で書くべき内容かの判断がつくと思います。また、論文検索して過去にどのような雑誌に同様の論文が掲載されているかの一覧表を作ると、ある程度投稿先が見えてきます。

　その雑誌の影響の度合いや、引用された頻度を測る指標である **impact factor（IF）** の付与されている雑誌は、症例報告の掲載を中止したり、掲載論文数を絞ってきていますので、投稿先を決めたら必ず投稿規定を読み、現在も症例報告の掲載募集をしているかどうかを確認しましょう。

> **キーワード**
>
> **impact factor（IF）**
> 学術雑誌に掲載された論文が、特定の期間内でどの程度引用されたかを数値化したもの。アメリカのThomson Reuters社発行のJournal Citation Reportsによって、毎年初夏に前年のimpact factor値が発表されている。

参考文献は何件ぐらい集めればよいのでしょうか？

　投稿規定で、引用できる参考文献の上限が決められています。日本小児科学会雑誌の症例報告の場合、15件が上限です。

　疾患自体の稀少性で報告するとすれば、まれな疾患ほど報告例が少なく、思うように文献が集まらないことがあります。あくまでも新規性について報告するわけですから、この点について必要な文献を集めていきます。投稿先が和文誌か／欧文誌かに関係なく、引用可能な文献の2～3倍の文献を集めればよいと思います。それ以上文献が集まっても、過去の文献の引用として使われていることが多くなり、論文を読んでいくと、「前に読んだ言い回しだな」と感じることが多くなります。

　初めて論文を書く人だったら、集めた論文は全文読んで、論文の構成を勉強してみてください。数を読めば読むほど、良い論文とそうでない論文の差が分かってくると思います。

次に、その雑誌のバックナンバーを1年分ぐらい確認して、各号に大体何本の症例報告が掲載されているかを確認します。和文誌では症例報告の比率が高いので、英文誌では掲載困難だと考えられても、新規性の高いものは学会誌に投稿するのがよいでしょう。学会誌でも、広く小児科に知って欲しい内容は日本小児科学会雑誌に、専門性の高い内容はその領域の分科会の学会誌を選択するのがよいでしょう。

一方、商業誌では、学会誌に比較して新規性が低いものでも掲載されることが多いのは事実ですが、商業誌は各号のテーマに沿った依頼原稿が主になるので、症例報告は各号2〜3編程度の雑誌が普通です。大学では紀要として雑誌を発行していますし、中核病院では院内学術雑誌を発行しているところがありますので、学会誌が難しそうな（**reject** された）場合は、あきらめずそういった雑誌に投稿して掲載を目指すべきです。

キーワード

reject
論文が却下されること。反語は、accept で論文が受理されることをいう。

IF 付きの雑誌

　症例報告専門の雑誌を姉妹誌として発刊しているところもあります。新規に発刊した雑誌でも、その雑誌が IF の付与を目指しており、所定の条件がクリアされれば IF 付きの雑誌となります。

　最近では、紙媒体を中止して学術雑誌が電子化され、出版社の Web サイトから PDF や HTML の形で提供される電子ジャーナル（オンラインジャーナル）が主体になってきています。

　また、電子ジャーナルとして立ち上げる新興のジャーナルがあります。査読システムを採用していると謳っておきながら、高額の投稿料を払えば全て掲載とされる雑誌もあるようです。こういう雑誌は IF の付与を目指していませんので、たとえ掲載されても、学問的業績としては将来的にも認められないのではないでしょうか。（→ p.96 参照）

3. 書き始める前に準備するもの

1）投稿規定

　書き始める前にまず投稿先を決めましょう。ある程度の形になってから投稿先を決めるからといって、最初からは指定しない指導医がいます。投稿規定は、論文を投稿する上での決まり事が書かれている、その雑誌のいわゆる憲法です。これに従わなければ、査読に回されないまま事務レベルで差し戻しされても文句は言えません。

　投稿規定はどの雑誌でも大きくは変わりませんので、初めて投稿するときには、書き出す前に投稿先を決めて、必ず投稿規定をしっかり読み、理解しましょう。その雑誌に掲載された論文に目を通すことによって、論文を書く側にとっても、論文のレベルやスタイルを具体的に知り、はっきりとした目標を立てることができると思います。

2）医学用語集

　特に日本語で論文を書く場合、医学用語集に掲載されている用語を使います。小児科関連の論文では『小児科用語集（第2版）』[3]（日本小児科学会編）を参照します。小児科用語集に載っていない場合は、日本医学会の用語集で確認します。ウェブ上で、「日本医学会医学用語辞典（WEB版）」[4]に登録することによって直接検索できます。

3）医師国家試験公募問題用作成マニュアル

　医育機関に勤務されている先生は、必ず試験問題作成のワークショップを受けていると思います。その際、医師国家試験公募問題用作成マニュアルを熟読するように言われたと思います。

　投稿規定には実際の細かなことまで記載されていませんが、医師国家試験公募問題用作成マニュアルでは細かな点まで記載されていますので、ぜひ国家試験長

文問題をお手本にして症例報告を書いてみてください。

4. 患者・代諾者によるインフォームドコンセント（説明と許諾）

　症例報告を行うこと自体に対して、全例で患者・**代諾者**に書面による説明と許諾を求められているわけではありません。しかし、顔写真については、加工などを行って本人が特定されにくい状態であっても、掲載する場合は患者・代諾者の書面による説明と許諾が求められます。

　インターネットの普及により、多くの雑誌が**オンラインジャーナル**に移行しつつあります。また、今後**オープンジャーナル**化が進むと、誰もが自由にアクセスできることになります。インターネット上で公開され拡散した情報を完全に除去することは困難です。逆の立場で、自分自身が知らない間に症例報告され、それをインターネット上で偶然見つけたとき、どのような気持ちになるでしょうか。

　少なくとも論文として症例報告する場合には、事前に説明を行い、同意を得る必要性は理解できるはずです。また、遺伝性疾患で、両親と患児のきょうだいより広く家系図を掲載する場合にも細心の注意を払う必要があります。

> **キーワード**
>
> **代諾者**
> 患者本人に十分な判断能力がない場合などに、患者の代理として治療方針等を承諾・決定する手続きをする人のこと。
>
> **オンラインジャーナル**
> 電子化された雑誌のこと。出版社や学会など、その運営する団体によって、有料もしくは無料で公開される。
>
> **オープンジャーナル**
> オンライン上で、誰でも無料で制約無しに閲覧が可能な学術雑誌のこと。オープンアクセスジャーナルともいう。

5. 論文の構成

　原著論文では、「タイトル」「キーワード」「論旨」「緒言（はじめに）」「対象および方法」「結果」「考察（考案）」「まとめ」「参考文献」「図の説明（figure legend)」「表」「図」で論文が構成されます。症例報告では、「対象および方法」と「結果」が「症例」となります。

ここでは、症例報告の骨格である「緒言」「症例」「考察」についてそれぞれ説明します。

6. 緒言（はじめに）の構成

原著論文は、①現状はどうなのか（どこまで分かっているのか）、②現状では何が分かっていないのか（どこが分かっていないのか）、③何を明らかにしたいのか、で構成されています。これはつまり、「known」「unknown（problem）」「research question」で構成されているということです。

しかし症例報告は、research question として日々考えていたことについてではなく、多くは症例によって偶然に問題点とその答えに巡り合ったことについて取り上げます。

従って、緒言の最後のパラグラフは、「何を明らかにしたいのか」ではなく、「何を明らかにしたのか」という「answer」を明確・簡潔に（1文で）書く必要があります。

現状の記述での御法度は、疾患の総論を長々と記載することです。重要なのは、「この論文を書く必要性」についての必要な部分だけを known として端的に書くことです。

当然この部分は、過去の症例報告または総論の引用になります。第1例目の報告については、敬意を表して引用することが望ましいですが、現在の疾患概念と異なってしまっていることもあるので、しっかり原文を読まないと査読者から指摘を受けることになります。その際、第1例目の報告者が査読者になる可能性があれば、accept率の上昇に寄与するかは分からないものの、「この疾患概念は○○らが○○年に世界で初めて報告した」と書いた方が、丁寧に査読してくれることに間違いありません。

有害事象などの報告で、疾患特異性がなければ、当然疾患としての1例目の症例報告をわざわざ引用する必要はありません。

7. 症例の構成

症例は、英語論文では項目立てせずに書いていきますが、和文では「現病歴」「家族歴」「既往歴」「現症」「検査成績」「経過」で構成されます。このうち、経過は図で、検査成績は表で示されることが多いです。

以下に、それぞれの項目について説明します。

①現病歴
「主訴」「年齢」「性別」「来院までの経過」を記載します。

②家族歴
遺伝性疾患では、家系図として提示した方が理解しやすいです。

③既往歴
必要に応じて、「周産期歴」「発達歴」「予防接種歴」を記載します。

④現　症
身体計測値、バイタルサイン、意識状態、全身状態、頭頸部、胸部、腹部、外性器、四肢、皮膚、神経学的所見の記載されている例が多いです。国家試験問題作成要項では、意識状態→身体計測値→バイタルサインの順になっているので、投稿先の症例報告を確認する必要があります。症例報告の内容によっては、これら全てを記載する必要はありません。記載する場合でも、強弱を付けて記載します。

⑤検査成績
検査項目は症例検討会の資料ではないので、その論文に必要かつ最小の項目で構いません。もちろん必要がなければ省いてしまっても構いません。本文中に記載する場合は、「尿所見」→「血液所見」→「血液生化学所見」の順に記載し、画像検査などは最後に記載します。その際、「○○所見：」とし

て記載します。また、途中は「、」でつなぎ、最後に「。」で終了してから次の所見を記載します。画像検査などは最後に記載します。個々の検査所見を表記する順序については、医師国家試験出題基準（ガイドライン）の「主な検査項目の表記」[5] に出てくる順番に準拠します。「画像検査」については、通常、X線（造影）、CT（単純、造影）、MRI……の順に記載します（記載方法はガイドライン参照）。

病理組織学検査・細胞診については、染色方法を必ず記載しましょう。

表や図として検査項目を掲載する場合、本文中に載せるのは極めて重要な所見に絞りましょう。表として検査所見を掲載する場合の順番は、医師国家試験では一般臨床検査に含まれる「尿所見」から始まりますが、多くの学会誌の表では、「血液学検査」から始まり「生化学検査」「免疫学検査」「一般臨床検査」「微生物学的検査」として「病理組織学検査・細胞診」以下「生体機能検査」「内視鏡検査」「画像検査」は図となります。

この順序は厳密なものではなく学会誌ごとに異なっていることも多いです。それぞれの検査表記に含まれる項目を**表3**に示します。

⑥ 経　過

経過中に起こったイベントに対する報告なら詳細に記載しますが、そうでなければ省略することも可能です。経過表を作成することによって理解が容易になるなら、経過表を作成して本文中の経過説明は補足程度にとどめます。第1章の2「図表の正しい表記について教えてください」でも説明しますが、学会発表用に作成したものをそのまま使用するのではなく、読者がより理解できるよう内容を再考します。

8. 考察の構成

考察において重要なのは、緒言の最終パラグラフで記載した「この症例での新規性」を、第1パラグラフで結論としてまず明示することです。第2パラグラフ

表3 ● 検査表記に含まれる項目

1. 血液学検査
　i. 血球検査
　ii. 止血機能検査
　iii. 造血能・溶血に関する検査
　iv. 血液型・輸血関連検査
2. 生化学検査
　i. 糖
　ii. 蛋　白
　iii. 含窒素成分
　iv. 脂　質
　v. 生体色素
　vi. 酵　素
　vii. 電解質
　viii. 重金属
　ix. ビタミン
　x. ホルモン
3. 免疫学検査
　i. 感染免疫抗体
　ii. 自己抗体
　iii. 補　体
　iv. 免疫蛋白
　v. アレルギーに関する検査
　vi. 細胞免疫・食菌能検査
　vii. 移植免疫
　viii. 腫瘍マーカー
4. 一般臨床検査
　i. 尿検査
　ii. 糞便検査
　iii. 喀痰検査
　iv. 脳脊髄液検査
　v. 穿刺液検査
5. 微生物学的検査
　i. 病原体検査
6. 病理組織学検査・細胞診
　i. 光顕・電顕標本
　ii. 染色法
7. 生体機能検査
　i. 呼吸機能
　ii. 心機能
　iii. 消化・吸収機能
　iv. 肝・胆道機能
　v. 膵機能
　vi. 内分泌・代謝機能
　vii. 腎機能
　viii. 神経・運動機能
8. 内視鏡検査
9. 画像検査
　i. X線単純撮影・断層撮影
　ii. 造影検査
　iii. 単純・造影 CT
　iv. 単純・造影磁気共鳴画像（MRI）、磁気共鳴血管造影（MRA）、磁気共鳴胆管膵造影（MRCP）
　v. 超音波検査
　vi. 核医学検査

ではその妥当性について引用文献を用いて理論武装します。
　繰り返しになりますが、まれであることを強調するのではなく、「この発見が

臨床現場でどのように役立つか」「見逃すとどのような不利益が生じるか」を記載できれば accept される可能性は高くなります。

さらに、症例を通しての考察ではありますが、これがこの症例または疾患に特異的なことでなく、普遍化できる内容であり、最後に新たな提案として書き込めれば accept される率は高くなります。

近年、原著論文では「**限界（limitation）**」を考察に書くことが一般的になってきていますが、症例報告では臨床の時間軸で診察し臨床所見を取り、検査を行っていきます。一人の医師が、患者が退院するまで一人で診察を行って検査を組み立てるわけではありませんし、当然平日の診療時間内に行える検査と休日夜間に可能な検査とでは差があります。そのため、症例報告で全てのデータがそろっていることはまれで、「限界」としてパラグラフを立てて記載する意味は少ないです。

> **キーワード**
> 限界（limitation）
> 研究において、知ることができない、立証することができないことを意味する。

新規性・有効性を述べるのに、その欠損データが非常に重要な場合、正直に限界として書き込むか、限界について査読者が好意的に捉えてくれるとは限らないため、査読者の指摘を待って（もちろん査読者が指摘してこない可能性もある）、対応するかどうかは「限界」の重要性と雑誌のレベルによって考えるべきです。

9. タイトルの決め方

推理小説なら結末が分からないミステリアスなタイトルがよいですが、医学論文ならタイトルで内容が分かりさらにコンパクトさが要求されます。

雑誌によって投稿規定に書かれていないタイトルの決まり事もあります。基本的には、個人が特定される情報は入れません。表4に良いタイトルの条件

> **キーワード**
> ランニングタイトル
> 雑誌の欄外の上部または下部に記される、短いタイトルのこと。文字数等は雑誌の投稿規定に従う。欄外表題、ランニングヘッドともいう。

表4 ● 良いタイトルを付けるためにチェックすること

1. タイトルで論旨が示されているか
2. ブラッシュアップしてこれ以上短くできないか
3. 体言止めになっているか
4. 個人情報は含まれていないか
5. 副題を必要としないタイトルにならないか

を示します。英文誌では、タイトルをさらに短くした**ランニングタイトル**を要求されます。

参考文献

1) 医学中央雑誌刊行会．医中誌 Web．http://www.jamas.or.jp/personal_web/login.html［2016.12.2］
2) PuBMed. http://www.ncbi.nlm.nih.gov/pubmed［2016.12.2］
3) 日本小児科学会．小児科用語集．第2版．https://www.jpeds.or.jp/uploads/files/yougo_2.pdf［2016.12.2］
4) 日本医学会．医学用語辞典（WEB版）．http://jams.med.or.jp/dic/mdic.html［2016.12.2］
5) 厚生労働省．平成30年版医師国家試験出題基準について（主な検査項目の表記）．
http://www.mhlw.go.jp/file/05-Shingikai-10803000-Iseikyoku-Ijika/0000128982.pdf［2016.12.2］

2 論文執筆：図表の正しい表記

図表の正しい表記について教えてください

1. 図と表の違いと使い分け

　表は、データ要素（値）の集合を垂直な列と水平の行のモデルで構成したものです。すなわち、文字・数字と横・縦罫線だけで構成されたものが表で、それ以外は全て図ということになります。

　症例報告では表を使用することは少なく、症例経過、検査所見、画像、病理組織など、図が主体となります。症例報告では、表と図のどちらでも提示できる情報はないですが、原著論文では、数的変化などは視覚的には図の方が直感的に理解しやすいので、重要なものは図にします。その場合、表と重複させません。

2. 誤った表と正しい表

　図1に、陥りやすい誤った表を示します。症例報告では、表は検査結果と症例の要約に使われることが多いです。検査結果に関しては、第1章の1「7. 症例の構成」の項目を参照してください（p.27）。ここでは、症例要約について「悪い表」と「修正した表」とを提示します。

　図1に示される表は何がいけないのか、順番に提示します。本文の長さは決まっていますが、表の大きさは規定されていないので、必要な情報は表に書き込むことで相互補完できます。不必要な情報は書き込む必要がないので、最低限の必要な項目に絞り込む努力をします。

　症例の項目を行にするか／列にするかは、症例数と明記したい項目の数によって決まってきます。その上で一般的なルールを以下に示します。

　①表タイトル

　表のタイトルは必ず左上に位置する。図の説明と異なり、表のタイトルは必ず入れる。表はタイトルのみで、表自身の説明文を表の欄外下に入れることはな

い。

②罫　線

全てのカラムに罫線は必要ない。基本的には罫線は行のみで列には入れない。行も各行に入れることはない。また雑誌によっては1行ごとに背景に色を入れて見やすくしているものもあるが、それは出版社の作業であって、投稿者が勝手に表の背景に色を付けてはいけない。

③報告者名・報告年・文献番号

参考文献番号さえあれば、報告者名・報告年が本当に必要かどうかは疑問であるが、表自体がこのような情報を入れてもスペース的に収まるならば、先人の努力に敬意を払うという意味では入れることも可能かもしれない。著者名などを省略するなら、症例番号欄に参考文献番号を入れる。

④共通の文字

各項共通の文字はなるべく省略する。

⑤単　位

単位は項目の後ろにカッコで入れ、各行ごとには入れない。

⑥略語のスペルアウト

スペースの関係で略語を使用した場合は表の下に**スペルアウト**する。

以上のことを踏まえ、図1の表を修正したものが図2の表です。

表には最小限必要なデータを掲載します。この場合、分娩様式がこの疾患の予後に影響するなど何らかの関係性があれば項目立てしますが、意味がなければ省略してもかまいません。

電子投稿では、それぞれファイルのフォーマットが決まっていますが、表はExcelで作成した方が容易であるので、Wordで指定されていればExcelで作成してWordに貼り付けます。

> **キーワード**
> スペルアウト
> （spell out）
> 欧文等でアルファベットの綴りを略さずに記述すること。

※⑥

番号	報告者	文献番号	報告年	性別	分娩時週数	生下時体重	分娩様式	NRFSの有無	発症日齢	初発症状
1	Rabe, H. et al	1)	1978年	男児	38週	3210g	経腟分娩	−	1	多呼吸
2	Hilton, M.et al	2)	1980年	女児	39週	3300g	経腟分娩	−	3	多呼吸
3	Clark, C. et al	7)	1980年	女児	40週	3215g	経腟分娩	−	2	チアノーゼ
4	長野ほか	8)	1981年	男児	38週	2995g	経腟分娩	−	6	呻吟
5	鈴木ほか	9)	1986年	男児	37週	2765g	経腟分娩	−	4	チアノーゼ
6	高橋ほか	10)	2001年	男児	40週	3200g	帝王切開	有り	3	多呼吸
7	自験例			男児	41週	3345g	帝王切開	有り	2	無呼吸

※③　　　　　　　※④　　　※⑤　　　　　　　※②

表　過去の報告例　※①

図1 ● 誤った表の例

①表のタイトルは必ず左上に位置する。②全てのカラムに罫線は必要ない。③著者名を入れるならば、同じ欄に文献番号を入れる。④各項共通の文字はなるべく省略する。⑤単位は項目にカッコで入れ、各行ごとには入れない。⑥スペースの関係で略語を使用した場合は表の下にスペルアウトする。

3．誤った図と正しい図

1）経過表

図3に正しい図の例を示します。

　学会発表で使用したものをそのまま転用してはいけません。学会発表では1枚のスライドは1分以内でしか提示できないので、最も重要なポイントを強調して作成しますが、論文では読者が十分な時間をかけて見られるので、全体のバランスを考えて必要な情報を盛り込む形にします。

　学会スライドはカラースライドで作っていることが多いので、白黒で明瞭に分

表1 過去の報告例

番号	在胎週数(週)	出生体重(g)	性別	発症日齢	NRFS	初発症状	報告者
1	38	3,210	男	1	−	多呼吸	Rabe, H. et al.[1]
2	39	3,300	女	3	−	多呼吸	Hilton, M. et al.[2]
3	40	3,215	女	2	−	チアノーゼ	Clark, C. et al.[7]
4	38	2,995	男	6	−	呻吟	長野ほか[8]
5	37	2,765	男	4	−	チアノーゼ	鈴木ほか[9]
6	40	3,200	男	3	+	多呼吸	高橋ほか[10]
7	41	3,345	男	2	+	無呼吸	自験例

NRFS:non reassuring fetal status

図2 ● 正しい表の例

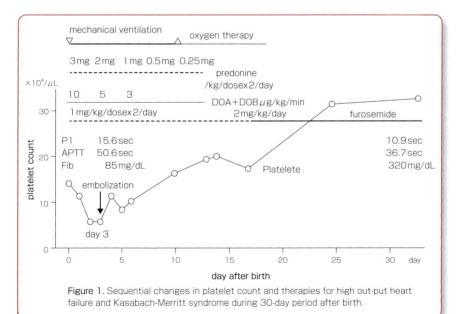

Figure 1. Sequential changes in platelet count and therapies for high out-put heart failure and Kasabach-Merritt syndrome during 30-day period after birth.

図3 ● 正しい図の例

かるように作成し直しましょう。

2）写　真

　顔写真は本人が特定できないように加工する必要があります。日本小児科学会倫理委員会では「論文や学会・研究会等で使用される患児の顔写真その他の取扱いについてのガイドライン」[1]に、患児の顔写真やその他の取り扱いについて記載されています。所属する学会が発表しているものを必ず目を通しておきましょう。

　また、個別の症例報告は「人を対象とする医学系研究に関する倫理指針」[2]には含まれないとされますが、一読することをお勧めします。

3）放射線学的画像

　ID、名前などの個人情報は削除した形で掲載しましょう。

4）病理画像

　必ず染色法を記載しましょう。以前は倍率を記載していましたが、実際は誌面のスペースによって拡大・縮小が行われるので、画像内に**スケール**を入れる方が現実的です。

キーワード
スケール（scale）
画像内の物体のサイズの縮尺を示した目盛り状のもの。スケールバーともいう。

4．figure legend

　figure legend とは図の説明文のことです。図のタイトルだけで終わらせても構いませんが、病理標本や放射線画像では本文中に所見を記載するよりfigure legend として図中に記号を入れたりして説明文を書く方が読者の理解が得られやすいです。

　投稿規定では、図そのものと figure legend とは分

キーワード
figure legend
図の説明文のこと。「figure」は「図形、デザイン」の意味。「legend」は「挿絵の説明や地図の凡例」の意味。

けて書くように要求されることが多いです。具体的には図はパワーポイントファイルで作成することが多いですが、このファイル中に figure legend は入れないということです。

なぜならば、紙面のスペースによって図は拡大・縮小されますが、図の説明のフォントサイズは一定ですので、編集作業が煩雑になるため figure legend はテキスト中に書き込むことが指示されています。

5. 参考文献

参考文献が投稿規定通り誤りなく書かれている論文は、内容自体もほぼ accept に近いレベルのものが多いです。逆に参考文献の記載に誤りが多い論文は、内容も日本語としてもレベルが低いことが多いです。これは上級医がしっかり指導していないことの表れです。

査読を担当する人は皆忙しいので、投稿規定や図表の基本が守られていない論文はまず内容の査読に入らず、「投稿規定や図表の基本を守って再投稿してください」とお願いすることもあります。そこで修正されるのはいい方で、何が間違っているか分からないので、一つひとつ指摘してほしいと編集委員会へ問い合わせが入ることもあります。

このような論文は決して査読者に良い印象を与えず、reject 率が高くなるので、くれぐれも本書を読んで査読してもらえる形になった論文を投稿しましょう。

参考文献の表記の具体例としては、「著者名．表題．雑誌名．発行年；巻：最初のページ – 最後のページ．」と指示され、それぞれの項目ごとに書式が決まっています。以下に、それぞれの書き方を詳しく説明します。

①著者名
最初の3名を記載して、「他．」、英文誌なら「et al.」が基本。

②表　題
日本語ではそのままタイトルを記載すればいいです。英文誌では、単語の先頭

は全て大文字になっているものもありますが、参考文献では最初の単語以外は全て小文字にします。

③雑誌名

和文誌では略名で記載することになっています。略誌は雑誌固有で決められているものもありますが、医学中央雑誌の収載誌検索で別誌名が雑誌固有の略誌であることが多いです。「医学中央雑誌雑誌収載略誌名で記載すること」と指定する雑誌もあります。日本小児科学会雑誌なら「日児誌」が略誌名で、医学中央雑誌では「日小児会誌」となります。

④発行年

雑誌名の次に発行年を記載する雑誌と、巻の後に来る場合とがあります。さらに、「(1984)」のようにカッコ書きのものもあります。

⑤巻

巻の記載を誤ることはないですが、PubMed で検索すると巻の後に号がカッコ書きで記載されています。これは必要ないので削除しましょう。

⑥最初のページ－最後のページ

記載方法は 2 通りあります。ページ数を全て表示する方法と、最終ページの桁の数字が同じなら省略する方法です。具体的には「346-349」なら「346-9」、「359-361」なら「359-61」となります。

※「；巻：」のセミコロン（；）と、コロン（：）もしっかり使い分けなければいけません。

→→→ 参考文献 ←←←

1) 日本小児科学会倫理委員会. 論文や学会・研究会等で使用される患児の顔写真その他の取扱いについてのガイドライン. 日本小児科学会雑誌. 107(1), 2003, 168-71.
2) 文部科学省・厚生労働省. 人を対象とする医学系研究に関する倫理指針. http://www.lifescience.mext.go.jp/files/pdf/n1443_01.pdf ［2016.12.9］

3 完成度を高める論文指導

投稿原稿の完成度を高めるには、どのように直せばよいのでしょうか?

1. 事例で解説する accept への近道

　第 1 章の 1、2 では症例報告の基本的な事項について説明しました。今回は、論文の例を示しながら「ここを直せば accept に近づく」という点を解説していきたいと思います。症例報告のタイトル、緒言(はじめに)、症例、考察の順に説明していきます。

※ここで挙げる例は、日本周産期・新生児医学会雑誌 51 巻 1 号に掲載された論文「風疹ワクチン接種歴がある不顕性感染母体から出生した先天性風疹症候群の 1 例」[1]の掲載前の原稿に問題点を入れ込み、改編して作成したものです。著者のオリジナルとは異なります。

2. accept されやすいタイトルとは

　編集委員や査読者は、論文が投稿されてきた時にまずどこを見るでしょうか。まずはタイトルに目が行きます。査読者からタイトルに興味を持ってもらえれば、最低でも抄録は読んでもらえます。そうすれば査読も受けてもらえるでしょう。

　それでは、どんなタイトルが accept されやすいのでしょう。以下に示す抄録の例から、どんなタイトルが良いか考えてみましょう。

どちらのタイトルがよいでしょう

以下の文章を読んで、AとBどちらのタイトルがよいか考えてみましょう。
風疹ワクチンを定期接種していない世代が妊娠可能年齢に達し、先天性風疹症候群の

> 発症が問題となっている。症例は在胎32週4日、出生体重1,578gで出生した男児。動脈管開存症治療目的で日齢5に当院へ転院となった。血小板減少と、IgM高値を認め、妊娠経過の聴取から先天性風疹症候群を疑い精査した。血清風疹IgG、IgMの上昇を認め症状および検査所見から先天性風疹症候群と診断した。母親は2歳時にMMRワクチンの接種歴があったが、妊娠初期に夫が風疹に罹患したが母親は無症状であり、家族内で不顕性感染と考えられた。妊娠を希望する女性には妊娠前に風疹抗体価を確認し、その家族にも風疹予防接種歴および罹患歴を確認の上、ワクチン接種を含めた対応が必要である。

タイトル案
A：胎児感染による先天性風疹症候群（CRS）の低出生体重児の男児の1例
B：風疹ワクチン接種歴がある不顕性感染母体から出生した先天性風疹症候群

　A案とB案から受ける印象はどうでしょうか。
　先天性風疹症候群自体は教科書に記述されたありふれた疾患です。A案はただ単に罹患した児の説明をしているに過ぎません。先天性風疹症候群に罹患した胎児が早産で出生すること、または男児が罹患することが珍しく、その原因を明らかにした論文であればこのようなタイトルでも可能です。
　しかし実際は低出生体重児で生まれることもありますし、罹患率に差がないことが明白ですので、タイトルに入れる必要はありません。性別を入れるのは、通常その性には起こらないと考えられていたのに生じたような場合です。また、先天性風疹症候群は胎児感染によって起こる疾患ですので「胎児感染による」は無駄な説明になります。さらに、略語は一般的にはタイトルには使いません。
　一方、B案はどうでしょうか。この論文は「妊娠を希望する女性には妊娠前に風疹抗体価を確認し、その家族にも風疹予防接種歴および罹患歴を確認した上で、ワクチン接種を含めた対応が必要である」という啓発の論文で、実際に日本周産期・新生児学会雑誌に掲載されました。風疹の流行期に先天性風疹症候群の発生が予想されていましたが、実際にこの時期に症例報告がなかったため、啓発の意味を含め掲載されたのではないかと思います。

タイトルからのメッセージは「風疹は不顕性感染が多く、また定期接種の風疹ワクチンだけでは妊娠適齢期に防御抗体の維持が難しいことから、パートナーも含め風疹感染予防を行う必要がある」ということです。

　以上のような検討の結果、この2つであればB案の方がタイトルとして適当であるといえます。

　最後に、復習として症例報告のタイトルの基本を以下に3つ挙げます。
①論文の主旨を反映する。
②略語は使用しないが、簡潔性が求められる。
③個人が特定されるような情報は載せない。

　この3つを念頭に置いてタイトルを考えるようにしましょう。

> **キーワード**
>
> **緒言（はじめに）**
> 論文の導入部分のこと。これまでの研究の流れ、現時点で解明されていないこと、何を報告するのか、といったことを簡潔に記載する。「しょげん」もしくは「ちょげん」と読む。

3. ここを直そう！「緒言（はじめに）」

以下に初学者の**緒言（はじめに）**の例を示します。

初学者の「緒言」の例

　風疹ウイルスはトガウイルス科のRNAウイルスで、直径60〜70nmの（+）鎖の一本鎖RNAウイルスで、エンベロープを有する。血清学的には亜型のない単一のウイルスで、E1蛋白質の遺伝子解析によって13の遺伝子型に分類されている。器官形成の臨界期の細胞分裂を傷害するため、先天性風疹症候群を発症する。先天性風疹症候群（以下CRS）は、白内障、難聴、先天性心疾患が古典的3徴であり、母体の風疹感染時期における発症率は妊娠第1か月58％、第2か月36％、第3か月15％、第4か月7％で、第5か月以降はほとんどないとされている[1]。日本では三日はしか、ドイツはしか（German measles）とも呼ばれている。一般の感染では発熱、発疹、頸部リンパ節腫脹が3主徴だといわれているが、不顕性感染の率が高いことから顕性感染者を隔

離しても集団での流行を食い止められないという特殊性がある。
　日本では米国における多数例の発症の教訓から、1977年から中学生女子に対する風疹ワクチンの定期接種が開始された。その後、1989年に風疹自体の流行を抑える目的で、1歳児を対象にMMRワクチンの接種が開始された。しかしながら、MMRワクチンによるムンプス無菌性髄膜炎の発症が多く報告されたためMMRワクチンは中止された。1994年の予防接種法改正から、12～36カ月の男女に風疹ワクチンを接種する方式になった。接種方法は集団から個人へ、義務から努力義務となり、接種率の低下が危惧された。風疹の罹患者は2013年から劇的に増加しており[5,6]、この後CRS発症のピークが来ると考えられている。CRSの報告数は本年は急激に増加しており、来年はこれ以上に増加することが予想される。
　今回われわれは、母体に定期接種でのMMRワクチン接種歴があり、妊娠中は風疹の臨床症状を伴わなかったが、CRSを発症した1例を経験したので報告する。

　いかがでしょうか。長過ぎる上に、要点が分かりにくいと感じませんか。ここからは、この緒言をパラグラフごとに見ていきましょう。

1) 第1パラグラフ

　「緒言（はじめに）」は、この論文の報告の必要性を示すためのもので、第1パラグラフは、「原著論文では現在までに何が分かっているか」という導入の部分です。
　症例報告ですので、ここでは疾患概念を記述していますが、教科書的な総論を記述するのではなく、この論文の主張する背景を理解してもらうために必要な部分に絞って記載します。通常の症例報告では5行以内で収まるように考えます。以下に、先ほどの第1パラグラフを読みやすく簡潔にまとめてみます。

第1パラグラフに修正を加えた例

　風疹ウイルスはトガウイルス科の RNA ウイルスで、~~直径 60～70 nm の（+）鎖の一本鎖 RNA ウイルスで、エンベロープを有する。血清学的には亜型のない単一のウイルスで、E1 蛋白質の遺伝子解析によって 13 の遺伝子型に分類されている。~~器官形成の臨界期の細胞分裂を傷害するため、~~先天性風疹症候群を発症する。~~先天性風疹症候群（以下 CRS）は白内障、難聴、先天性心疾患が~~古典的~~3徴であり、母体の風疹感染時期~~における~~での発症率は妊娠第 1 か月 58％、第 2 か月 36％、第 3 か月 15％、第 4 か月 7％ ~~と報告されているで、第5か月以降はほとんどないとされている~~[1]。~~日本では三日はしか、ドイツはしか（German measles）とも呼ばれている。一般の感染では発熱、発疹、頸部リンパ節腫脹が 3 主徴といわれているが~~ また、不顕性感染の率が高いことから顕性感染者を隔離しても集団での流行を食い止められないという特殊性がある。

> 遺伝子型によって CRS の頻度や症状の発現が異なることを検討した論文なら遺伝子に関する記載は必要ですが、本論文には必要ありません。

> さらに短くするなら、「第 3 か月 15％、第 4 か月 7％」も削除してよいでしょう。

> 先天感染について論じるので、後天感染の記述も不要です。

このように、約半分でおさまりました。

2）第2パラグラフ

　第 2 パラグラフでは、原著論文では **unknown** の部分について言及します。症例報告では「何のためにこの症例報告を行うのか」について、その背景と意義を記載します。

キーワード

unknown
原著論文においては、「現時点で何が分かっていないのか（どこが分かっていないのか）」を意味する。

第2パラグラフに修正を加えた例

　日本では米国における多数例の発症の教訓から、1977年から中学生女子に対する風疹ワクチンの定期接種が開始された。その後、1989年に風疹自体の流行を抑える目的で、1歳児を対象にMMRワクチンの接種が開始されたが、しかしながら、MMRワクチンによるムンプス無菌性髄膜炎の発症が多く報告されたためMMRワクチン副作用のため接種は中止された。1994年の予防接種法改正から、12～36ヵ月の男女幼児に風疹ワクチンを接種する方式になった。接種方法は集団から個人へ、義務から努力義務となり、接種率の低下が危惧された。風疹の罹患者は2013年から劇的に増加しており[5,6]、この後CRS発症のピークが来ると考えられている。CRSの報告数は本2014年は急激に増加しており、来年はこれ以上に増加することが予想される。

← 短くするため事実から書き出しましょう。

← ムンプス無菌性髄膜炎を主題にするのではないので、副作用として簡潔にまとめましょう。

← この部分の根拠として、ワクチン接種の変遷を記載しています（＿＿部）。

← 注目すべき疾患であることの根拠として強調するためのフレーズです（　　部）。

3）第3パラグラフ

　第3段落では「どういった症例で何が問題であったか」を示しています。ここは、「初学者の緒言の例」で挙げたままで問題ありません。

> 「今回われわれは、母体に定期接種でのMMRワクチン接種歴があり、妊娠中は風疹の臨床症状を伴わなかったが、CRSを発症した1例を経験したので報告する。」

4. ここを直そう！「症例」

　和文誌では、英文誌と比較して症例を詳しく記載する傾向にあります。問題に

なっている点に焦点を当てて書くべきですが、和文誌では絞り込んで書くと逆に査読者からもう少し詳しく経過を書くようにとの指示をされることが多いので、どの程度書き込むかは投稿雑誌で掲載されている症例報告に準じて書く方が現時点では無難でしょう。

和文誌では抄録と同様、各項目を立てて書く**構造化方式**が普通ですが、英文誌では特に項目を立てることなく非構造化として文章で書いていくので、簡略化して書かれていることが多いと思います。

以下に具体的な症例の書き方に修正を加えた例を示します。

> **キーワード**
>
> **構造化方式**
> 論文において「緒言」「方法」「結果」「考察」「まとめ」などと項目を設け、それに従って論理を展開していく方式のこと。

添削例

症例の書き方の修正例

症例：日齢5、男児
主訴：低出生体重児、動脈管開存症、血小板減少
妊娠分娩歴：母親は23歳。~~経妊0回、経産0回~~初妊初産婦。~~自然妊娠し、~~近医で妊婦健診を施行され~~てい~~た~~を受けてい~~た。妊娠12週に風疹抗体価（HI）を測定し1,024倍と強陽性であったが、風疹IgMは0.80mg/dL以下と陰性であったため、経過観察されていた。妊娠32週4日に下腹部痛があり、近医を受診し、~~子宮口開大と胎胞脱出を認め、切迫早産の診断で~~前医に~~母体搬送~~となり、同日頭位経腟分娩となった。
現病歴：在胎32週4日~~男児~~。出生体重1,578g、~~アプガー~~Apgarスコア~~3/6点~~1分3点、5分6点。出生直後は啼泣なく~~自発呼吸がなく~~、~~皮膚色不良で~~、~~心拍は100回／分未満であり、~~人工呼吸を行

― 繰り返しのため不要です。
― 人名のためアルファベット表記します。

い蘇生し後、人工呼吸管理下で前医のNICUに入室し、呼吸窮迫症候群に対し、人工肺サーファクタントを投与の上、呼吸器管理となったされた。また、日齢2～4で動脈管開存症を認め、に対してインドメタシン（以下IND）の投与を日齢2-4に行うもったが閉鎖を認めせず、日齢5に外科的加療手術目的で当院NICUへ転院となったした。

家族歴：母親は2歳時にMMRワクチンを定期接種していた。父親はワクチン未接種であり、妊娠初期2週に父親が風疹に罹患したが、母親には風疹の症状を認めなかった。

入院時現症：体重1,578g（AFD）、身長39.5cm、頭囲29.0cm、胸囲26.0cm、血圧56/31 mmHg、体温36.8℃、脈拍心拍145回/分整、SpO_2 98%（SIMV、FIO_2 0.3）。

　大泉門は平坦で、眼球は明らかな白内障を認めなかった。胸部聴診上、呼吸音は清で、胸骨左縁上部第2肋間で連続性雑音を聴取した。腹部は平坦軟で、肝臓は触知せず、脾臓を十横指左肋骨下弓下に1.5cm触知した。皮膚に顕性黄疸を認めたが、紫斑はなく、明らかな体表奇形は認めなかった。Moro反射は左右対称で正常であった。

入院時検査所見
- 頭部超音波検査：頭蓋内出血や石灰化病変はなく、両側側脳室の軽度拡大を認めた。
- 心臓超音波検査：左室駆出率75%、LA/Ao 2.0、TR mild、径2.5mmの動脈管開存症（以下PDA）を両方向シャントで認めた。その他に心奇形を認めなかった。
単純レントゲン胸・腹部X線
- 写真：心胸郭比54.0%0.54と心拡大を認めた。

（欄外注記）
- より短くするために割愛します。
- より短くします。
- 新生児は聴診器で心拍を計るのが普通なので、脈拍でバイタルサインを計ることはまずありません。
- 体温、呼吸、心拍、血圧、酸素飽和度の順で表記します（　　部）。
- 皮膚に黄疸を認めれば顕性黄疸です。
- 「レントゲン」という表現は使用しません。部位は入れますが、造影の場合は「造影」と入れ、「単純」は省略します。
- 「比」なので「%」ではありません。

肺動脈血流増加は認めなかった。腸管ガス像は正常であった。
- 血液検査：好中球と血小板の減少、ビリルビンの高値を認めた。IgM は 114 mg/dL と著明に上昇していた。
- 尿検査・髄液検査：異常を認めなかった。
- 入院後経過：血小板の減少と IgM 高値から子宮内感染症を特に疑われたため、CRS を疑い、児血で本人の風疹抗体価は IgG 243 mg/dL、IgM 10.4 mg/dL とともに高値であったが、血液、髄液、尿、咽頭ぬぐい液でウイルス分離は陰性であった。を提出した。結果は IgG 243 mg/dL、IgM 10.4 mg/dL とともに強陽性で、風疹感染を示唆する所見であった。ウイルス分離は陰性であった。PDA については CRS による奇形性が原因だと考えたため、IND は当院では使用せず、血小板や赤血球を適宜補充しながら日齢 8 に動脈管結紮術を施行した。黄疸に対しては、光線療法を 3 日間行った。合併症精査として眼科診察、聴性脳幹反応（以下 ABR）を施行した。眼科診察では、白内障や網膜症の所見を認めなかった。日齢 45 で施行した ABR は両側ともに 85 dB で波形分離不良で、感音性難聴を認めた。頭部 MRI では、両側側脳室の軽度拡大を認めた。哺乳体重増加良好のため、日齢 50（修正 39 週 5 日）に退院した。

退院後の咽頭ぬぐい液で風疹ウイルスの PCR を提出したところ、風疹ウイルス PCR は陽性であった。児は修正 3 ヵ月で追視を認め、4 ヶ月で定頸し、5 か月で寝返り可能となった。身長・体重もキャッチアップし、頭部 MRI で側脳室拡大の

悪化進行を認めていはない。眼合併症を認めず、甲状腺機能異常や糖尿病等の内分泌異常も生後 10 か月の現在はのところ認めていない。 音に対してその反応は良好であり、現時点では補聴器は装着せ使わず経過観察を行っている。生後 6 か月で風疹 IgG、IgM は依然高値であったる。退院 1 か月後の咽頭ぬぐい液での風疹ウイルス PCR は陽性で、1 か月後に陰性化を確認したが、さらに 1 ヶか月後に再検を行ったところ陽性であった。これは CRS が長期に渡る風疹ウイルスの持続感染である証明と考えられた。 その後は 1 か月ごとに 2 回連続で陰性を確認し、生後 10 か月で隔離解除となったした。

― 何か月時点のことかを明確にしましょう。

― この行（部）は省略してもよいです。

― 症例の経過を記載するところなので、考えは考察の章で述べます。

― 医師が主体性を持って決めていることなので、このように表記します。

5. ここを直そう！「考察」

初学者は緒言で書かれた総論を考察で繰り返し記述することが多いように感じます。考察では、緒言の最終パラグラフに記述した「この症例での新規性」を結論としてまず明示します。

第 2 パラグラフでは、その妥当性について引用文献を用いて理論武装します。第 3 パラグラフでは、その症例から一般化した提言が出せればぐっと accept に近づきます。

第 4 パラグラフでは、第 1 パラグラフで示した要点をあらためて簡潔に記載して、限界点・問題点があれば簡潔に記載して提言をまとめます。この時に、「まれであるから見逃さないようにすることが重要である」と締めるのではなく「見逃さないためにはこの点を考慮して診療していくことが重要である」というように示すべきです。

以下に修正例を示します。

キーワード

考察（考案）
症例結果から得られた事実やデータを基に、緒言で述べた目的や課題に対して検証・分析を行っていくこと。

考察の書き方の修正例

　近年の CRS の報告例では、母親のほとんどは多くは風疹ワクチンを接種しておらず風疹の症状を妊娠中認めていた[6]。本症例のように MMR ワクチン定期接種後、不顕性感染であった母親からの発症の報告は非常にまれである。これまで風疹ワクチンが誘導する免疫は終生免疫であると考えられていた。しかし近年ではワクチン接種、自然感染にかかわらず抗体価が時間と共に減衰するとの報告が散見される[7]。再感染時は不顕性感染であることが多く、母体に症状が現れなくても児が CRS を発症することがあることを周知すべきである。また、CRS の児の PDA は内膜形成不全があり、IND を使用して血管を収縮させても閉鎖しづらいという特徴がある[8]。IND 不応性の PDA に加えて、子宮内胎児発育遅延、血小板減少と血清 IgM 高値等があった際は先天感染、特に風疹流行期では CRS を念頭におく必要がある。CRS は通常の風疹感染と異なり、1〜2 年と長期にわたり唾液や尿からウイルス排泄が持続する。本症例は風疹ウイルス PCR が陽性であるにもかかわらず、入院時のウイルス分離はすべての箇所で陰性であった。これはウイルスの量が少ないと偽陰性に出ることがあるため、ウイルス排泄の評価については、ウイルス分離よりも PCR 解析で評価するのが適当であると考える。2014 年に日本周産期・新生児医学会から出た CRS の診療マニュアルでも、1 か月の期間を空けて 2 回連続の PCR 陰性を確認することを、隔離解除の条件としている[1, 2]。本症例は 10 か月でようやく隔離解

←── 不顕性感染であった母親からの発症は従来から起こっていると考えられますが、報告例がまれであることを強調するためにこのようにします（　　部）。

←── 指導医が追記した部分です。

除とした。CRSの予後については、妊娠第I期のウイルス感染は、児の持続感染を引き起こし、細胞増殖を抑制するため、多彩な先天異常を発生させる。2,500g未満の児は2,500g以上の児と比べ、難聴以外の要因に基づくものと考えられる。神経心理学的発達の遅れや、言語発達の遅れがある。20%にI型糖尿病や甲状腺機能障害も合併する。

　当院では本児入院時にはCRSに対する感染予防対策のマニュアルが未確立で、感染予防管理上も難渋した症例であった。入院時はクベース収容し接触感染予防策が行われていたため周囲が曝露されることはなかった。排泄物の処理には十分に注意を払った。退院後は、産婦人科外来から離れた場所に診察室を設け、外来受診者の人数が一番少ない時間帯に来院を指示し院内滞在時の動線も考慮した。また、感冒時等にすぐ近医医療機関に受診ができるよう診療情報提供を行い連携を図った。

　今回、母親は妊娠後に風疹抗体価を測定し1,024倍と強陽性であったにもかかわらず、風疹IgMが陰性であったため、近医産科で経過観察となっていた。感染から約2か月が経過していればIgMは陰性化することもあるため、本来であればHIもしくはIgGをペア血清で測定すべきであったと考えられる。産婦人科とも連携を取り、疑わしい場合はペア血清で検査を行うこと、また妊娠後の検査で風疹抗体価が低かった妊婦には、出産後次の妊娠前に風疹ワクチンを接種することを徹底すべきであると考える。しかし、医療機関ですべてのリスクを回避するのには限界があり、CRS発症をなくすには、国から社会全体への啓発が必要であると考える。

6. 論文の基本ルールを学ぶ重要性

　日常診療の中に症例報告ができる素材はいくらでもあります。稀少性だけをテーマにしていては報告のチャンスは巡ってきません。それを見つけるためには、一般臨床に精通して丁寧な診療ができる医師になるよう努めるのみです。

　初学者の初めての症例報告が論文として掲載できるかは、指導医の力にかかっているといっても過言ではありません。そうはいっても、筆頭著者として論文作成の基本的ルールは自分でも勉強しなければなりません。

　素材は良いのに調理の仕方を間違えて、つまり論文作成のルールを知らないことで reject されてしまったり、**major revision** の意味を知らずに落胆して放り出してしまっている例をしばしば見かけます。

　次節からは、投稿した原稿がどのような過程で審査されているのか、また査読レポートはどのように書くべきなのか、さらに査読レポートの対応について解説していきます。

キーワード

major revision
大規模な修正要求のこと。major revision であっても、指摘のあったポイントを適切に修正すれば、accept される可能性が高い。

➡➡➡ 参考文献 ⬅⬅⬅

1）高野智圭ほか．風疹ワクチン接種歴がある不顕性感染母体から出生した先天性風疹症候群の1例．日本周産期・新生児医学会雑誌．51(1), 2015, 340-4.

4 査読の進め方

査読が実際にはどのように行われているか教えてください

　学会の雑誌・専門誌の査読が、実際どのようなことを行っているのか、知っている人はもしかしたらそんなに多くないかもしれません。ここでは、論文を書く人と、初めて査読の招待（依頼）が来た人のために、査読の進め方をお教えしましょう。

1. まずは何をチェックすればよいのか

　査読に入る前に、まず形式的適合性のチェックを行います。ここで問題がなければ、**査読レポート**の作成に入ります。

1）形式的適合性のチェック

　編集事務局に送られてきた原稿が査読者に依頼されるまでに、**形式的適合性**のチェックが事務局または担当編集委員によって行われます。

　しかし、担当編集委員のチェックにも温度差があります。一読して問題のある論文は、形式的適合性のチェックだけを行い、その先の学問的価値の評価をせずに、問題点を編集委員会へ返信されます。編集委員会で確認して、論文不備として著者に差し戻します。

　形式的適合性が許容される範囲にあれば、学問的価値の評価、すなわち査読レポートの作成を行うことになります。

　形式的適合性（**表1**）について、①その雑誌の読者層にマッチした論文か、②倫理委員会の承認が必要な論文か、③投稿規定に合っているかの3項目が重要です。ここまでで問題がなければ、本文を読んでみて、④論文としての態をなして

> **キーワード**
>
> **査読レポート**
> 査読者が論文の評価完了後に作成するレポート。行った査読のポイントや必要な改訂内容の指摘などを記載し、最終的にジャーナルへの掲載の意思決定を下す。
>
> **形式的適合性**
> 形式的適合性のチェックでは、論文内容そのものではなく、その体裁や投稿先雑誌とのミスマッチの有無、倫理的問題といったマニュアル的な内容が焦点となる。

表1 ● 形式的適合性のチェック項目

1. 投稿された雑誌の読者層にマッチした論文か
2. **倫理委員会（IRB）** 審査の必要性があるか
3. 投稿規定が守られているか
4. 論文として態をなしているか
5. 倫理的問題の有無

表2 ● 形式的適合性のチェックは何で行うか

1. **カバーレター**
2. **表題**
3. **抄録**
4. 方法
5. 図・表
6. 参考文献

> **キーワード**
>
> **倫理委員会（IRB）**
> IRB は Institutional Review Board の略で、施設内審査委員会を意味する。これは、1960 年代の米国の臨床研究では、施設毎に審査することが大半だったため、日本でもこれに倣い、IRB と呼ぶ。
>
> **カバーレター**
> 論文の標題や原稿量、図表数といった論文の細目のほか、内容の新規性などを記載したもの。また、著者の住所や e-mail アドレスといった連絡先も記載する。
>
> **表題**
> 論文のタイトルのこと。表題のみでその論文が何をテーマとしているのか理解できるような内容が望ましい。
>
> **抄録**
> 論文内容を簡潔にまとめたもの。全体の要旨が把握できるようなものとする。
>
> **editorial kick**
> 「editorial」は「編集者（上）の」、「kick」は文字通りの「蹴る」で「編集者による突き返し」といった意味をいう。

いるかを確認します。

　読むのに苦痛を伴う論文は、正しい論理構成がなされていないことが多いか、日本語としての不備や誤字脱字が多いものです。これらは、投稿規定を無視している論文と同様に指導医が真剣に見ていないことが原因です。逆に投稿規定がしっかり守られている論文は、指導医がしっかりと論文指導を行っている証でもあります。査読する方も、査読を始める前に最新の投稿規定を確認してください。

2）形式的適合性のチェックは何で行うか

　表2の項目を順番に確認していくことで、短時間で形式的適合性を判断できると思います。

①カバーレター、表題、抄録

　和文誌ではカバーレターが必須でない雑誌もありますが、カバーレターには研究の重要性が抄録とは違う形で示され、また簡潔に新規性が記載されています。

ですので、編集者も査読者も、この論文が審査するにふさわしいものかどうかをまずカバーレターでチェックします。投稿数の多い雑誌では、カバーレターだけ読んで査読に回らず不採用（**editorial kick**）となることもあります。この場合、英文誌の返事の多くは、「興味深い論文であるが当雑誌では掲載できるスペースが限られているので掲載不可である」という書き方で、内容についてのコメントは何ら付いてこないことが普通です。

カバーレターがない場合は、表題と抄録を読みます。抄録は論文のエッセンスですので、抄録に不備があればその時点で編集委員会に差し戻されます。多くの雑誌は構造化抄録を採用しています。

② **研究方法**

倫理審査が必要な論文は「研究方法」のセッションに記載しなければならないので、その部分を読んで確認します。

現在は、ヒトを対象とした前向き研究にも、観察研究にも倫理審査委員会の承認が必要です。従って、日本小児科学会雑誌では、編集委員会でチェックして倫理審査を受けていない場合は査読者に回さず著者に差し戻しています。

また、審査受理番号を求めている雑誌もあります。編集委員会が倫理審査を行うのではありませんので、当該施設の倫理委員会で倫理審査不要とされた場合はその旨を記載します。

症例報告に関して、顔写真など本人が特定される可能性がある情報が記載されている場合は、本人または代諾者による書面により**インフォームドコンセント**を得た旨を記載することになっています。

③ **図表、参考文献**

論文執筆に対して基本的な指導を受けているか、また投稿規定を読んでいるかどうかについては、図表の書き方、参考文献の書き方をチェックすればよいでしょう。

> **キーワード**
>
> **インフォームドコンセント**
> 医療従事者から文書による十分な説明を受けた結果、患者が納得し、文書によって同意した上で、自らの治療法を選択すること。

2. なぜ論文に不備があった場合に査読に進まず編集委員会へ差し戻すのか

　英文誌ではこういった論文のほとんどは editorial kick として処理されてしまい、査読に回らないのが現状です。editorial kick を含め、一たび掲載不可の判断が下った場合、同一雑誌に再投稿ができないのが普通です。

　日本では論文の指導ができる上席医が少ない病院もあること、また海外の学会では学会期間中に論文の書き方のワークショップが複数開かれ、レジデントばかりか指導医レベルの医師も多く参加していますが、わが国ではこういった取り組みが始まったばかりであることもあり、問題点を解決してもらい再投稿してもらっています。

　形式的適合性のない論文でも内容が極めて優れていれば編集委員会でその部分の問題点を指摘し、editorial kick にせず著者に修正をお願いしてから査読依頼することがあります。あくまでも特例ですのでしっかりした論文を投稿することが重要です。

3. 査読者の意思決定

　多くの雑誌は、① accept、② **minor revision**、③ major revision、④ reject の4段階評価を行います。倫理的問題（剽窃、捏造、重複投稿、重複出版）があれば評価せず編集委員会へ連絡します。

> **キーワード**
> **minor revision**
> 小規模な修正要求のこと。論文の根幹については問題がなく、図表や参考文献といった表記の修正であることが多い。

　①について、初回に無条件で accept されることはまずありません。それは査読者の怠慢です。海外の雑誌では本当に卓越した論文は査読者に回さず編集委員会で採択を決めることもありますが、査読に回すということはやはり何らかの議論の余地があると編集担当者が感じたからです。

　② minor revision は、論文の本質には問題がなく、形式的な点のみ修正が必要

な場合です。③ major revision は、論文の論理性に問題点がある場合や、提案した内容を追加することによってその論文がより良くなる場合の評価となります。その問題がクリアできる可能性が低い場合は、最初から reject します。その理由は、早期に次の雑誌に投稿できるからです。

　初学者は major revision の返事が来ると落ち込みますが、major revision は accept と同義と考えて改訂稿を早急に作成して再投稿すべきです。そのため査読者は、accept されるために絶対的に解決すべきことと、論文をより良くするために追加するべき事項を明確に記述することが必要です。

　④ reject は、教科書レベルの記載で新規性がない場合や、論文としての論理構成がないものです。

初回で accept されることって本当にあるのでしょうか？

　私も1度だけ Archives of Disease in Childhood-Fetal and Neonatal Edition に投稿した論文 "Umbilical cord milking reduces the need for red cell transfusions and improves neonatal adaptation in infants born at less than 29 weeks' gestation : a randomised controlled trial"[1] は一般査読に回らず、編集委員会からの指摘を修正すれば accept するという返事をもらった経験があります。この論文は、最初に Pediatrics に投稿しましたが、そこでは初回 reject でした。

　この論文は国際蘇生法連絡委員会の Consensus 2015 でも引用されています。reject になっても諦めないことが大切です。

参考文献

1) Hosono, S. et al. Umbilical cord milking reduces the need for red cell transfusions and improves neonatal adaptation in infants born at less than 29 weeks' gestation : a randomised controlled trial. Arch. Dis. Child. Fetal Neonatal Ed. 93(1), 2008, F14-9.

4 査読の進め方

査読レポートは実際にはどのように作成すればよいか教えてください

1．査読レポートのフォーマット

　査読レポートは、①論文の要約、②論文の評価、③ major comments（大項目）、③ minor comments（小項目）の構成です。上記の項目について査読レポートをまとめれば、査読者、編集委員会、著者の三者が協力してより良い論文に仕上げていくことができます。

1）論文の要約

　査読者は、その論文がどのようなトピックについて書かれたもので、どのような方法で、どのようなことを明確にしたのかを明示します。このことによって、査読者がその論文をどのように理解したかが著者および編集委員に明確に伝わります。分量としては、**サマリー**の文字数より短くまとめるのが一般的です。

> **キーワード**
> **サマリー（summary）**
> 要約やまとめのこと。アブストラクト（abstract）も要旨といった意味だが、使い分けをする必要がある。

　査読レポートの要約を読んで、逆に著者から「論文の理解が足りない」または「思い違いをしている」として編集委員会に査読者の変更の要請が来ることがあるので、十分論文を読み込んでから記載すべきです。

2）論文の評価

　新規性についての評価を数行で書き込みます。この場では直接的に採択の評価を書き込まないのが一般的です。

3）major comments（大項目）

　論文において、仮説の誤り、研究計画の誤り、基本的な事項の誤り、また導き出した結果についての論理思考の矛盾、結果の補強のための新たな追加解析、統計的解析方法が不適切または不十分である場合の助言を行います。

　major comments については、全てクリアされなければ掲載可能にならない場合と、最低限の点をクリアできれば accept される場合とがあります。英文では、「should」と書かれている場合、これがクリアできなければ accept されません。しかし、それ以外の表現の場合は、その質問に対しての明確な説明がなされ、査読者が納得すれば、必ずしも査読者の指摘通り修正しなくても accept されます。

　日本語の査読レポートの場合、確実にクリアしなければならない点の指摘は「○○を検討して明確にすべきである」「可能なら、○○などの因子を加えて分析すればより明確になると考えます」などのように、トーンを変えて記載することにより、著者も前向きに改訂稿を作成できます。

　以下に major comments の具体例を挙げます。

major comments の具体例

1. 著者らは本症例が本邦で初めての症例だと述べていますが、Yamada, T. et al. が 2013 年に Journal of Perinatal Medicine で報告していますので、引用と記載の変更をしてください。 ― 新規性のある症例報告は英文で発表されていることが多いので、必ず英語論文の検索も行いましょう。また、論文投稿前にもあらためて新たな論文の掲載がないか検索する必要があります。これは再投稿時も同様です。

2. 本疾患は近年、遺伝子異常を伴っていることが報告されていますが、本症例では遺伝子検査を行っていますでしょうか。 ― 査読者が、臨床的診断では不十分で遺伝子検査による確定診断が必要だと考えるならば、「本疾患の診断では遺伝子検査が必須であると考えますので、遺伝子検査の結果を記載ください」とコメントします。

3. 従来の報告にない横隔膜ヘルニアを合併していることを「新たな合併症の可能性」とし、「胎児エコーで横隔膜ヘルニアを発見した場合は、本症も鑑別に挙げるべきである」としていますが、

本疾患と横隔膜ヘルニアとの関連性についての考察がないので理論が飛躍し過ぎています。偶然性による可能性が高いのではないのでしょうか。
4. 顔写真が掲載されていますので、代諾者から書面によるI. C. を得たことをfigure legendに書き込んでください。

4）minor comments（小項目）

　論文を理解しやすくするための問題点を指摘します。論文作成の決まりごとや図表の基本が守られていない場合は、指摘して修正を求めます。

　文章については文法的な誤りや用語の使い方の誤りがあれば指摘しますが、言い回しや文体についてはよほどのことがない限り踏み込む必要はないでしょう。気になるようなら、編集委員会宛てに指摘していただけば、編集委員会が検討して著者に指導します。

　以下に、minor commentsの具体的な例を挙げます。

minor commentsの具体例

- はじめに
1. P1L3：「本疾患は1986年に◯◯らにより初めて報告され」とあります。これは引用が必要です。
- 症　例
2. P2L9：S. H. と患者イニシャルが記載されていますが、患者の特定につながる患者イニシャルは不要です。
3. P2L11：「アプガー」は人名ですので原語で表記します。「Apgarスコア」となります。

4. P2L12：NRFS と略語を使用していますが、略語を使用する場合は必ず初回はスペルアウトします。「non-reassuring fetal status (NRFS)」となります。しかし今回、これ以後この用語は出てきませんので、「胎児機能不全」で置き換えるか、略語は入れなくともよいと思います。略語の使用は、約3回以上同じ単語が出てくる場合に考慮します。

5. P2L15：「体温 35.2 度、脈拍数 146 回/分、血圧 41/34 mmHg、呼吸数 42 回/分」→「体温 35.2℃、呼吸数 42 回/分、心拍 146 回/分、血圧 41/34 mmHg」のように、バイタルの書き方は医師国家試験問題に沿って「体温、呼吸、心拍、血圧、酸素飽和度」の順に記載すると読みやすくなります。また、新生児なので、脈拍ではなく心拍ではないでしょうか。

6. P3L2：「総ビリルビン 12.38 mg/dL、直接ビリルビン 2.03 mg/dL」と記載されていますが、小数点第1位までで十分です。

・**参考文献**

7. 文献 1 の記載方法が間違っています。「47（3）」とありますが、号数の「(3)」は必要ありませんし、ページも「345-7」になります。以下同様です。

・**図**

8. figure legend は、図のファイルには書き込まず参考文献の後に記載します。

9. 図2：経過表がカラーで添付されていますが、カラー掲載は高額になります。このカラーの図をそのまま白黒にすると折れ線グラフが不明瞭になりますので、白黒で明確になるよう作成し直してください。

10. 図2：Y軸が検査値で連続変数なので、X軸との交点は0で始まります。この場合は、0と400の間に途中省略の二重波線を入れます。

2. 掲載可否の判断

　論文には、①新規性、②論理性、③結論の妥当性・信頼性、④倫理性、といった学問的価値が求められます。その判断はどういったことを基準に考えていけばよいでしょうか。一言でいえば、その論文が今

キーワード

open access
オンライン上で、誰でも無料で制約なしに閲覧が可能な状態のこと。

悪質な open access journal にご注意

　オープンアクセスジャーナル（open access journal）とは、World Wide Web 上で accept された論文が、直ちに無料で・誰もが・制限なく閲覧可能な雑誌の総称です。

　従来の雑誌と異なるのは、その雑誌に accept された場合は、「article processing charge」と呼ばれる論文掲載加工料を必ず支払う必要があることです。一般的には、500〜5,000 ドルが相場のようです。従来の雑誌では、読者が雑誌の購読料または論文閲覧のための論文購入費用負担をしていたものを、投稿者が費用負担を行うビジネスモデルです。ジャーナルによっては、「査読制度がある」と書かれていてもほとんど reject されることはなく、短期間に掲載決定されることが多いため、質の低い論文のたまり場になっています。

　そのため国立生物工学情報センター（NCBI）が作成している PubMed などのデータベースには収載されず、また、雑誌自体もトムソン・ロイター社が発表している impact factor 対象雑誌に収載されるケースもないことが多いのが現状です。やっかいなのは、一度 accept されてしまうと取り下げが困難なケースが多く、論文としては成立してしまうので、他雑誌に再投稿すると二重投稿になってしまうことです。

　しかし、**open access** が悪いというわけではありません。従来の雑誌でも accept 時に open access を選択するかどうかの問い合わせがありますが、open access をしないという選択肢が残されています。

　2007 年に「アメリカ国立衛生研究所（NIH）から予算を受けて行った研究の成果は、発表後 1 年以内に公衆が無料でアクセスできる状態にしなければならない」ということが法律で義務化されました。その後、各国で公費での研究は open access 化が進められています。

　研究者の評価として、impact factor と並んで引用件数が用いられる傾向にありますので、open access により引用が容易になることで引用件数が増加するため、研究者としては open access を行うことが増えてきています。open access journal は、有名雑誌と紛らわしい名前を付けていることも多いので、投稿する際はよく確認して投稿するようにしてください。

後の臨床・研究にどれだけ役に立つかということになります。

　具体的には、以下の3つにまとめられると思います。①貢献する可能性が高い卓越した質の研究、②貢献する可能性があるが質に問題がある研究、③何の貢献もしない質の低い研究、です。

3. 査読者の心構え

　査読者の役割は、その論文の質を高めることにあり、あら探しをして論文の価値を下げることではありません。評価するのは論文であって、著者の人格を否定するようなコメントは決してしてはいけません。

　良い査読者は、著者が気付かなかった論文の欠点を違う立場から発見してくれます。しかし、査読者はあくまでも査読者であって著者ではありませんので、査読者の意見を押しつけることがあってはいけません。あくまでも著者が査読者の指摘に対して科学的根拠に基づいて責任を持って改訂していくのが査読者とのやり取りです。

　また、査読者のレビュー内容と改訂稿のやり取りは担当編集委員が必ず目を通しています。つまり、査読者は編集委員会に評価されていることを忘れてはいけません。

5 査読・投稿のご法度

著者と査読者がやってはいけない「ご法度」は何でしょうか？

　本節では、これをやったらアウトということを倫理的な面を中心に投稿者と査読者の立場から解説します。

　筆頭著者と責任著者（corresponding author）は、これから説明する研究活動における特定不正行為と二重投稿に特に注意を払わなければなりません。アウトだと判定された場合、筆頭著者と corresponding author のみならず、共著者全員に同等のペナルティーが課せられます。

1．倫理に関わるご法度

　2014 年に文部科学省から発表された、「研究活動における**不正行為への対応**等に関するガイドライン」[1]）では、研究活動における特定不正行為は、①捏造、②改ざん、③盗用（剽窃）とされています。それ以外に、④二重投稿、⑤不適切なオーサーシップなども含まれます。

1）捏造

　捏造とは、「存在しないデータ、研究結果などを作成すること」です。

　症例報告では、「この検査を行っておけばよかった」ということがままありますが、行っていない検査結果を追記してはいけません。そのような行為が捏造に該当します。

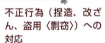

キーワード

不正行為（捏造、改ざん、盗用〈剽窃〉）への対応

文部科学省の「研究活動における不正行為への対応等に関するガイドライン」では、不正行為を認定した場合は、「競争的資金等（文部科学省または文部科学省が所管する独立行政法人から配分される競争的資金を中心とした公募型の研究資金）の返還および申請・参加資格の制限といった措置を講じる」と規定している。

2）改ざん

　改ざんとは、「研究資料・機器・過程を変更する操作を行い、データや研究活動によって得られた結果などを真正でないものに加工すること」です。

　ないものを作り出すことが捏造ですが、得られた結果を都合よく加工することを改ざんといいます。症例報告でも治療に反応したかのように検査値に変更を加えることがこれに当たります。群間検定などで、有意差を出すために値を変えること、介入試験で対象患者であるにもかかわらず、その後の統計で患者自体を対象から省いてしまうこともこれに当たります。

3）盗用（剽窃）

　盗用（剽窃）とは、「他の研究者のアイデア、分析・解析方法、データ、研究結果、論文または用語を当該研究者の了解または適切な表示なく流用すること」です。

　論文では、他人の考えなのか、それとも自分の考えなのかを明確にしなければ

なぜ盗用に気付かれるのですか？

　査読者はその分野のエキスパートであり、初学者が借用するような有名な論文はすでに読んでいるので気付かれることになります。

　また、英文雑誌を発行する雑誌社は、Turnitin 社の **iThenticate®** を導入して独自性の審査を行っています。大学でも、この iThenticate® を導入しているところがあり、個人でも有料で利用可能です。iThenticate® を用いると、既存情報との類似性が％で表示されるほか、類似性が疑われるその場所と、類似性が疑われる既存情報とが表示されます。明確な定義はないですが、30％を超えてくると編集委員が精査することが多いのではないでしょうか。

　論文の中でも method は似てくることが多いので、introduction と conclusion でどれだけ独自性が出せるかが評価の分かれ目です。

なりません。他人の考えを引用元を明確にせずに用いることは盗用と見なされますので、必ず引用文献を明示する必要があります。

核になる引用では、「〜はAらにより初めて報告された○)。」とするのを勧めます。特にケースシリーズの場合、一つひとつの症例の引用元を明らかにする必要があるので、これを症例報告のカテゴリーにした場合、症例報告では引用文献の数が原著より少なく規定されているので悩ましいところです。

また、引用元を示しても、完全に同じ文章を記述することは望ましくないため、パラフレーズ(ある表現を他の表現で置き換えること)を行いますが、ただ単に単語を置き換えるということではなく、意味を変えることなく異なる文章に置き換える必要があります。日本語の文章でも相当書き慣れていないと難しいため、英語論文作成ではなおさらです。

今の指導医の多くは、「初学者は自分で文章を一から考えないで、良い英語のフレーズを借りてきてそれを組み合わせて文章を作成する英借文をせよ」と指導した経験があるのではないでしょうか。これはこれで一応意味の通る英語になるので、このあと英文校正に出すと、自分の誤った文章がほとんどなくなり、まっとうな文章になってくるので大丈夫ですが、なまじ自信が出てきて英借文のまま英文校正を頼まず投稿すると、盗用だといわれても仕方のない事態に陥るので注意を要します。

> **キーワード**
>
> **iThenticate(アイセンティケイト)®**
> 未発表の研究論文の盗用(剽窃)チェックのためのオンラインサービス。照合先となる既存情報は、600億以上のインターネット上のWebページや出版物データベースなど。盗用(剽窃)防止のほか、引用・参考文献の表示漏れなどのチェックもできる。

4)二重投稿・重複出版

二重投稿とは、投稿後の掲載不可の連絡が来る前に、同じ原稿を1誌以上の雑誌に投稿することをいいます。

二重投稿が倫理的に問題とされる理由は以下の5つです。

① 引用が明記できないので、自己剽窃に当たる。
② 2誌以上に掲載された場合、そのテーマを研究している他の研究者が同じ結果を二重にカウントしてしまう可能性がある。
③ 著作権は通常著者から出版社に委譲されるため、同じものを出版することは著作権侵害に当たる。
④ 編集者および査読者に無用な負担をかけることになる。
⑤ 他の論文の出版の機会が失われることや、遅延が起こる可能性がある。

キーワード

二重投稿（double submission）
研究者の公正な研究活動の確保に関する調査検討委員会による報告書で規定されている二重投稿の判断基準は、以下の4点である。① 新たに投稿された論文で、既発表の論文との差異を明確に記述しなければならない。② 既発表の論文の本文、図表等の一部を引用している場合に、新たに投稿された論文において出典を明記しなければならない。③ 既発表または投稿中の論文と同一内容または極めて類似した内容の論文を、同一著者または少なくとも1名を含む著者により投稿してはならない。④ 学術雑誌の投稿規程に違反して、すでにある言語で発表した論文を他の言語に翻訳し投稿してはならない。

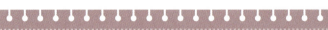

なぜ二重投稿が発覚するのですか？

投稿先の編集委員会から、たまたま同一の査読者に査読が依頼された場合には、二重投稿は投稿時に発覚しますが、まず発見することはできません。その後、査読が進み、出版社の審査過程でタイムラグが出て、一方の雑誌で先に公表された論文を査読者または編集委員会が発見した場合に発覚します。

まれな例ですが、著者から論文を取り下げたいと連絡が来て発覚する場合もあります。この場合、編集委員会では取り下げの理由を尋ねますが、そこで他の雑誌に掲載が決まったことを申告したとしても二重投稿に当たります。当然、掲載が決まった雑誌の編集委員会には連絡が行くため、いったん掲載が決まっていた論文も掲載不可となり両雑誌社から処分されることになります。

これは筆頭著者が同一であるかどうかは関係なく、著者群にも当てはまります。

　以上のことから、二重投稿は重大な出版倫理違反となるため、筆頭著者のみならず共著者も同じペナルティーを受けることになりますので注意が必要です。

　二重投稿が判明すると即座に掲載不可の判断が下され、また掲載と決まっていた論文は掲載が取り消されます。多くの雑誌では、①その著者（共著者を含む全員）からの論文投稿は数年間受け付けない、②所属する機関長に報告されるなどのペナルティーがあります。

　厳しい雑誌ですと、雑誌にその事実が公表され、共著者にその組織の責任者が入っていた場合、共著者に組織の責任者が含まれていなくても、それ以降はその組織からの投稿を受け付けないことがあります。

　また、すでに出版されたものを、先の出版社の許諾を得ずに、もう一度同じ内容で論文として発表することを**重複出版**といいます。これも二重投稿と同じ理由で重大な出版倫理違反となり、同様の処分を受けることになります。

　重複出版の場合、必ずその雑誌に取り下げが公表されますし、PubMedに収載された場合はその履歴が一生消えませんので、研究者としては致命的なことになります。

5）不適切なオーサーシップ

　研究活動に対する不正行為として、論文著作者が適正に公表されないなどの、不適切な**オーサーシップ**などが不正行為として認識されるようになってき

> **キーワード**
>
> **重複出版**
> 日本医学会の医学雑誌編集ガイドラインでは、重複出版による問題点として、著作権の侵害のほか、メタ分析への不適切な影響にも言及している。
>
> **オーサーシップ（authorship）**
> 著者の資格のこと。研究分野によって取り扱い方が異なるが、本文で挙げたような条件が原則といえる。不適切なオーサーシップの一例として、紹介した資格がないにもかかわらず共著者として名前を連ねる行為を「ギフトオーサーシップ」と呼ぶ。

ています。

　これは、筆頭著者としての資格を有する者が、アカデミックハラスメントにより本来筆頭著者として資格のない者に取って替わられる場合と、共著者としての資格を満たしていないにもかかわらず、資金提供や組織の責任者であるという立場だけで共著者として加わってくる場合とがあります。そのため、多くの雑誌では、投稿規定に論文中に著者の役割分担を記載することを盛り込んでいます。

　著者とは、論文の根幹をなす研究において多大な知的貢献を果たした人物で、研究組織の同僚や長というだけで、実質的な貢献のない人を著者に入れるのは誤りです。

同一症例で、「内科から」と「外科から」と視点を変えた論文として投稿したいのですが……

　著者同士で、「本当に異なった視点から2本の論文として発表する意義があるかどうか」を論文作成前に確認してください。そして、投稿前にもう一度、第三者的見地から内容を確認し、2本の論文にする必要性を確認します。その上で、2本の論文として投稿するならば必ず投稿時のカバーレターにその旨を記載すると共に、他誌に投稿する原稿を添付します。

　これによって、編集委員が2つの原稿について独立性がないと感じれば、他誌の編集委員会の意見を聞いて処理を行うことになります。可能性としては、より貢献する内容の投稿先の原稿を査読に進め、他方は掲載拒否とする場合と両者取り下げとして筆頭著者を1本化して両方の内容を盛り込んで構成してもらい、新規投稿とする場合が考えられます。査読に回ったとしても、査読者から同様な指摘を受けることがありますので安心はできません。

　また症例報告では、意図しない二重投稿としては著者が全く重なっておらず両者が知らない間に同じ症例が2本の別々の論文として投稿される場合があります。複数の診療科にまたがった症例を報告する場合は、他領域の先生に論文投稿を行う意思表示をして承認を受けることが、二重投稿を未然に防ぎオーサーシップをリードするコツです。

一方、投稿原稿では、著者資格を満たす人物は全て著者として列挙されていなければなりません。全員に言及しないと、ゴーストオーサーが生じます。

　著者の備えるべき条件は、国際医学雑誌編集者会議（The International Committee of Medical Journal Editors：ICMJE）[2]で明確に規定され、日本医学会医学雑誌編集ガイドラインでは以下のように翻訳されています[3]。

①研究の構想もしくは**デザイン**について、または研究データの入手、分析、もしくは解釈について実質的な貢献をする。
②原稿の**起草**または重要な知的内容に関わる批判的な推敲に関与する。
③出版原稿の最終承認をする。
④研究のいかなる部分についても、正確性あるいは公正性に関する疑問が適切に調査され、解決されるようにし、研究の全ての側面について説明責任があることに同意する。

> **キーワード**
>
> **デザイン**
> 目標とする論文を執筆するための設計図のこと。
>
> **起草**
> 草案（下書き、原案）を書き起こすこと。ドラフト（draft）ともいう。

　著者の基準の全てを満たさない貢献者は、謝辞に列挙するか、あるいは「参加研究者」のような見出しのもとにグループとして示し、それぞれの貢献者の寄与内容を具体的に示します。

　症例報告でよく見られるのは、受け持ち医や検査を行っただけで共著者として加えようとする場合などです。特殊な遺伝子解析を行ってもらったことなどは謝辞に記載します。

2. 大人としてのご法度

1）論文作成に対する自己学習をせず、指導を受けずに投稿すること

　何事にもルールがあります。学生時代運動部に所属していた方なら分かると思いますが、スポーツでは自己鍛錬と良き指導者の存在が重要だといわれています。論文を書くことは、スポーツで大会に参加することと共通した点がありま

す。

　臨床論文なら、The New England Journal of Medicine や The Lancet を目指すのはオリンピックや一流の国際大会出場を目指すのと同じでしょうし、各領域の学会の和文学術雑誌を目指すのは国体への出場を目指すのと同じではないでしょうか。

　2017年の新専門医制度の開始をはじめとして、論文を書く必要性が以前に比べて上がってきていますので、論文の書き方に対する良書が次々と出版されています。まずは、初期・専門医研修を始めると同時に、そういった how to 本を手元に置いて（買って）、読んで、基本をマスターしてください。

　指導医が日ごろから症例報告を見据えて診療をしてくれていないと、いざ症例報告をしようとしたときに足りないことが多く、論文にならないことが少なくありません。

　神様は、準備ができている人に機会を与えてくださいます。その上で、論文を実際に書いて指導医に添削してもらい投稿してください。特に資格申請で論文が必要な人は、指導医の修正が最小になるよう基本的事項は押さえておかないと、上級医の添削に時間がかかり投稿のタイムリミットを超えてしまう場合があります。

　逆に、指導に十分な時間がかけられず不完全な状態で投稿しても accept されることはないでしょう。仮に accept されたとしても、査読者からの指摘が多くなり改訂稿作成に時間がかかってしまいます。

　指導医とのやり取りは、運動でいえば試合に備えた練習ですし、投稿は試合にエントリーすることです。試合での優勝者は1名か1団体ですが論文は最優秀論文しか掲載されないわけではありませんので、掲載の確率はスポーツの入賞に比べてはずっと高いと思ってください。

　初学者は、reject の返事をもらうと自己が否定された気持ちになります。しかし、「reject」はあくまでも論文の内容がその雑誌の要求するものと違ったに過ぎません。

ここは指導医がメンターとなって、次の雑誌投稿に向けて再始動できるようにしてあげてください。スポーツでは、一流選手でなくとも指導者として大成することはありますが、こと医学論文に関しては論文を書いたことのない人は良い指導は絶対できないというのが常識です。

投稿を繰り返すと、その雑誌のレベルとどのような論文が求められているのかが分かってきます。Science に投稿を目指すなら Science に掲載された人に指導を受けないと掲載は難しいというのが常識になっています。指導医は、筆頭著者と一体となって論文作成を行ってください。

良い指導医に恵まれない場合もあると思います。そういった場合は、学術集会などで企画される論文作成のセミナーなどに出席してみてください。私も、編集委員長になってから毎年、米国小児科学会で行われる The Journal of Pediatrics のエディターによるワークショップに参加しています。

このワークショップは多角的に論文が accept されるために必要な情報を提供してくれています。国際学会では必ずといっていいほど論文作成のセミナーが開かれていますので、国際学会に参加する場合はぜひそういったセミナーにも参加してみてください。

2）臨床研究登録および倫理審査を通していない

前向き研究は、研究開始前に当該機関の臨床研究審査を受け、承認されてからでなくては患者のリクルートが始められません。特に、介入を伴うランダム化比較試験などは、研究機関での承認と共に臨床研究の公的機関の登録を行わないと主要な雑誌で門前払いになってしまいます。

主要な臨床試験登録サイトを**表1**に示します。方法のセクションに、必ず、①臨床研究審査委員会で

> **キーワード**
>
> **前向き研究（prospective study）**
> 研究対象となる事象に対して、研究開始後、将来的（前向き）に臨床試験などを行い、データ収集を行っていく研究のこと。反対に、過去（後ろ向き）の症例データなどを用いて行う研究を、後ろ向き研究（retrospective study）という。

表1 ● 臨床試験登録サイト

1. 日本の臨床試験登録サイト
   UMIN 臨床試験登録システム（UMIN-CTR）→ http://www.umin.ac.jp/ctr/index-j.htm
2. 公益社団法人日本医師会治験促進センター臨床試験登録サイト
   JMACCT CTR → https://dbcentre3.jmacct.med.or.jp/JMACTR/Default.aspx
3. WHO 臨床試験の登録サイト
   The ISRCTN（International Standard Randomised Controlled Trial Number）Registry → http://www.isrctn.com/
4. 米国・カナダ臨床試験登録サイト
   ClinicalTrials.gov → http://www.clinicaltrials.gov/
5. 英国臨床試験登録サイト
   NHS Trusts Clinical Trials Register → http://www.nhs.uk/Conditions/Clinical-trials/Pages/clinical-trial.aspx

の承認を受けたこと（承認番号が必須の場合もある）、②臨床研究登録サイトの承認番号を記載する必要があります。倫理委員会での承認条項で、文書による患者または代諾者による情報提供と承諾が必要であるといわれた場合は、そのことも論文中に記載する必要があります。

3）査読対応せずに放置すること

　著者は通常、査読者からの意見に対して決められた期間内に改訂稿を提出しなければなりません。major revision を reject と勘違いして、査読への対応をとらず自動取り下げになっている例もあります。査読結果は必ず指導医に見せて、自己判断せず、accept されるように最大限の努力をし、期間内に改訂稿を提出する必要があります。これを怠るのは、査読者や貴重な時間を割いて編集業務を行っている委員会に対して大変失礼な行為です。

　もし、査読者の意見に対して十分な改訂ができず取り下げる場合は、そのまま放置せず、必ず指導医と相談した上、編集委員会に取り下げの連絡をしてください。

期間内に再投稿が難しい場合は、改訂の内容によっては編集委員会に申し出れば期間の延長が認められることもあります。取り下げ後、新規に再投稿する意志があれば、そのことも編集委員会に伝えることは重要です。

> **キーワード**
> **ブラックリスト**
> 注意・警戒する人物の氏名や連絡先を記載したリスト（表、名簿）のこと。

通常、reject された論文は同一雑誌に再投稿できないことが普通です。編集委員会に通知した上での自主的な取り下げに関しては、新規論文としての再投稿が認められることもあります。

無断取り下げで**ブラックリスト**に載ってしまうと、全くの新規投稿も受け付けてもらえない可能性がないとはいえません。

現在は、電子投稿が主流ですが、一部の電子投稿システムでは、システム上で取り下げた場合や再投稿期限切れになっても自動では編集委員会には通知されないことがありますので、取り下げについては必ず委員会宛てにメールなどで相談して、取り下げられたかどうかを確認してください。

3. 査読者のご法度

査読者に対する倫理指針に関しては、Committee on Publication Ethics (COPE) から COPE Ethical Guidelines for Peer Reviewers[4]が公表されているので、ぜひ一読してください。

1）投稿者のアイデアを盗む

投稿論文は、掲載されるまではいかなる用途にも使用してはなりません。すなわち、論文の根幹となるアイデアはもちろんのこと、結果やディスカッションの内容を含め自分の研究や論文作成のために用いてはなりません。

当然のことながら守秘義務があるので、部下や他の組織に論文のアイデアを伝授して研究させることもご法度です。このような疑いがあれば、著者は編集委員

会に対して調査を依頼することができます。

2）利益相反無視や、不適切な評価

　同じフィールドの研究者の論文を査読するため、時として自分と同じテーマで研究中または投稿中の内容と似通った内容の論文の査読が回ってくることがあります。

　自分も同じテーマで論文投稿している場合は、その旨を編集委員に伝えて査読を辞退すべきです。自分の論文がより早く公開されるよう、査読を不当に遅らせることや、適切な評価をせず出版を妨げる行為は厳禁です。

3）先入観を持って査読すること

　多くの雑誌は、著者名および施設名は査読者に分かりますが著者には査読者が誰なのか知らせない**シングルブラインド制**をとっています。

　査読者は、著者の国籍、性別、宗教的背景などの個人の特性を知ることができます。これによって査読結果が影響を受けてはなりません。あくまでも論文の質を吟味することが重要です。

> **キーワード**
>
> **シングルブラインド制**
> 著者の名前等は査読者に知らせるが、査読者の名前等は著者に知らせない査読方式のこと。著者および査読者の両者とも名前等を知らない方式をダブルブラインド制という。

4．違反行為への対応

　文部科学省の「研究活動における不正行為への対応等に関するガイドライン」[1]では、「学協会の倫理規程や行動規範、学術誌の投稿規程等で明確にし、当該行為が発覚した場合の対応方針を示していくことが強く望まれる」と記されていますが、現状では投稿規定に明確に違反行為に対する対応方針まで記されていることは少ないので、記載がないから処分されないということではないと肝に銘じるべきです。

第1章 論文投稿・査読のいろは

またガイドラインにあるように、所属機関での調査・処分も行われることになり、一定期間、競争的研究費の申請などもできなくなる可能性があります。著者として虚偽のない論文を発表することは当然ながら、それをさせる査読者の適切かつ迅速な査読が科学の発展には不可欠です。

→→→ 参考文献 ←←←

1) 文部科学省．研究活動における不正行為への対応等に関するガイドライン(2014年8月26日)．http://www.mext.go.jp/b_menu/houdou/26/08/__icsFiles/afieldfile/2014/08/26/1351568_02_1.pdf［2016. 12. 12］
2) The International Committee of Medical Journal Editors(ICMJE). Recommendations for the Conduct, Reporting, Editing, and Publication of Scholarly Work in Medical Journals(Updated December 2015). http://www.icmje.org/icmje-recommendations.pdf［2016. 12. 12］
3) 日本医学会．医学雑誌編集ガイドライン．日本医学雑誌編集者会議(2015年3月)．http://jams.med.or.jp/guideline/jamje_201503.pdf［2016. 12. 12］
4) Committee on Publication Ethics. COPE Ethical Guidelines for Peer Reviewers. http://publicationethics.org/files/Ethical_guidelines_for_peer_reviewers_0.pdf［2016. 12. 12］

第2章

論文投稿・査読で
疑問に思ったこと、対応に困ったこと
Q&A

Q1 キーワードはどのように決めればいいでしょうか？

A キーワードは、その論文にアクセスするための手掛かりとなる語句です。他人があなたの論文を検索するとき、どういう単語で検索すればあなたの論文にたどり着くか考えてみてください。

まず注意が必要なのは、タイトルに入っている単語は自動的に索引情報に登録されるので、タイトルに入っている用語はキーワードとして登録する必要がないということです。

タイトルの情報を補足するのがキーワードの役割です。論文を書き終えたら、本文で繰り返して使用されている用語をリストアップします。次に、「繰り返しの回数は少ないものの、論文の核となる単語」が落ちていないかを検討します。

さらに、重要なキーワードが別の名称で置き換えられないかを検討します。そして、論文タイトルを補足する付加的キーワードを考えます。その中で、タイトルに使われていない単語をキーワードとします。最後に、論文検索エンジンにキーワードを入力して表示された結果があなたの論文の主題と合っているか確認してください。

あなたが参考文献を探すために使った単語がキーワードとして使えるかどうかも確認してください。そのためにも、検索式は記録しておくことが必要です。

> **キーワード**
> **キーワード（keyword）**
> 日本小児科学会雑誌では、キーワードに関して、①選ぶ数は5個以内、②索引として役に立つもの、③略語は使用しない、④外国語を用いる場合は、適切な日本語がない場合に限る、との規程を設けている。

Q2
要旨（abstract）をより良くするためのコツはありますか？

abstractであっても、本文と同様、「はじめに」→「症例」→「考察」の構成には変わりありません。最後の1文に、その論文の新規性を書き込みます。制限字数いっぱいに膨らませる必要はなく、不必要な単語はそぎ落として極力シンプルにすることが、読んでもらうabstractのコツです。英文抄録は和文抄録を忠実に反映したものでなければなりません。

> **キーワード**
> **abstract**
> 要旨、抄録のこと。本書p.53を参照のこと。

Q3
「はじめに」「症例」「考察」の、それぞれの文章の長さの比率はどのくらいがいいですか？

日本小児科学会雑誌での症例報告の文字数は9,000字以内としていますが、こんなに長い症例報告は読んでもらえません。必要十分なことが記載されていれば、短い方がいいです。

1例報告であるならば、「はじめに」で400字、「症例」で800字ですが、図表を効果的に使用すれば、これもさらに短くできます。経過全体が必要なら800字より長くなることもありますが、1,200字程度で収めるべきです。「考察」で800～1,200字程度で、長くとも400（はじめに）+1,200（症例）+1,200（考察）の2,800字程度で十分です。「はじめに」と「考察」が長くなる原因は、主題と関係ない総説が書き込まれているためです。

Q4 斜体の使い方や、大文字／小文字の使い方、太字の使い方で注意することはありますか？

A 日本語の論文では、アルファベットを使うのは人名などの固有名詞と菌名です。頭文字は大文字です。菌名を原語で書く場合は**イタリック体**にします（例：*Escherichia coli*）。強調するための太字は使いません。

雑誌によって論文タイトルが全て大文字で記載されていたり、前置詞以外の単語の先頭だけが大文字になっていることがありますが、<u>参考文献の記載では最初の文字の先頭だけを大文字にします</u>。

以下に、誤った表記と正しい表記の例を示します。

①誤った表記の例
- AUTOLOGUS CORD BLOOD TRANSFUSION IN AN INFANT WITH A HUGE SARCOCCYGEAL TERATOMA
- Autologous Cord Blood Transfusion in An Infant with a Huge Sacrococcygeal Teratoma

②正しい表記の例

Autologous cord blood transfusion in an infant with a huge sacrococcygeal teratoma

キーワード

イタリック体
斜体のこと。菌名のほか、遺伝子名（DNA、RNAなど）やラテン語の単語（学名）もイタリック体を使用するのが一般的である。

Q5
検査結果を図表にまとめるときに注意することはありますか？

A 　行った検査を全て記載する必要はありません。その論文に必要なものを厳選します。

　記載する順番は、医師国家試験では「尿所見」「血液所見」「血液生化学所見」「血液ガス分析」の順ですが、投稿する雑誌の傾向に合わせればいいでしょう。小数点以下の桁数は、臨床で判断する桁数にします。検査結果が「総ビリルビン 3.76 mg/dL」であっても、論文では「3.8 mg/dL」で十分です。なお、検査値と単位の間は半角スペースを空けますが、％と数字の間にはスペースは入れません。

　また、検査値の経過を図で示す場合、基本的にXとYの交点は0になります。数字が大きい場合、交点を0としてX軸、Y軸の途中に途中省略の二重波線を入れます。

　数値が非常に大きい場合は、対数グラフも考慮してみてください。

Q6 図と表の違いについて教えてください。

A 第1章の2「図表の正しい表記について教えてください」（p.32）でも説明したように、文字・数字と横縦罫線だけで表現できるものが表で、それ以外は全て図とします。

表には、表上部に表題が必要になりますが、表自体の説明は必要ありません。一方、図では必ず図の説明（figure legend）が必要です。figure legendについては、「図の中に記載せず原稿の参考文献の後に記載する」などの指示が投稿規定に書かれています。必ず確認するようにしてください。

Q7 参考文献はどのような文章で必要ですか？

A 医学論文は、先行研究の流れの中に自己の研究を位置付けするわけですので、先行研究中のアイデアや導き出された結果を引用する場合は必ず参考文献としてリストに加えます。

Q8 財政的支援の記述はどのようなときに必要で、どのように記載したらいいですか？

A その研究成果を出すために財政支援を受けた場合は、必ず謝辞に記載が必要です。記載方法は支援母体で決められていることが多いので、支援母体に確認することが重要です。

科研費を使った場合の記述については、文部科学省のホームページの「研究成果の発表についての質問」[1)]に記載例があるので以下に示します。

- 和文：本研究は MEXT/JSPS 科研費○○○の助成を受けたものです。
- 英文：This work was supported by MEXT/JSPS KAKENHI Grant Number ○○○.

Advice From The Experts
論文執筆に悩む若い先生へひと言アドバイス

　初めて注射をする時、緊張しない医学生はいないように、初めて論文執筆する時、悩まないドクターはいない。どんなに偉い大先生だって、みな同じ道を通ってきた。何も恥ずかしいことではない。思いきり悩みながら、自分の見つけた真実を"お作法"に従って形にしていけばよい（いくしかない）。その点では論文の定型的な構成（序文、材料と方法、結果、考察）というのは、実はとても執筆しやすくできている。

　私は、まず自分の書こうとしているテーマに関して入手できる限りの論文を広く読むようにしている。自らの論文のテーマに近い重要論文 10〜20 編、その周辺論文 30〜40 編を読破しよう。特に重要論文は 2 度、3 度と読み直し、そのエッセンスをノートに書き出し整理してみよう。そうすれば、今、何が分かっていなくて、何が新しいのか、何が重要なのか、そして何をどう書けばよいのかが自ずと見えてくる。頑張れ！

　　　　　国立がん研究センター中央病院 骨軟部腫瘍・リハビリテーション科長
　　　　　　　　　　　　　　　希少がんセンター長　　川井　章

Q9 共著者はどのように決めればよいでしょうか？また、その順番はどうすればよいでしょうか？

A 共著者の定義は雑誌ごとに投稿規定に記載されている場合もありますが、基本的には2016年のICMJEが定めた規定[2)]に準拠しているはずですので、ホームページ[2)]を確認してください。

基本的には、以下の4つを満たしていることが必要です。

> ①その研究において、構想、デザイン、データ収集・分析・解釈において、相応の貢献がある。
> ②論文執筆または知的内容に関わる重要な部分の批判的校閲に関与した。
> ③最終稿を承認している。
> ④論文の全ての部分の正確性と完全性に関する疑問について適切に検証・解決されたことを保証し、論文の全ての面において責任を負うことに同意している。

<u>貢献に関する考え方は一概に規定できないので、筆頭著者またはcorresponding authorが決定することになります。</u> 著者に含まれなかった場合は、謝辞に記載します。症例報告でよくあるのは、診療を行ったことで著者に含めているケースですが、診療は医師の基本的な仕事の一つですので、含める必要はありません。

著者の並び順に関しては、「筆頭著者、corresponding author、その後は貢献度の高い順」に記載する、または「筆頭著者、corresponding author、その後は貢献度の低い順」に記載するという2つの方法があります。

わが国では、corresponding authorと明言せず伝統的に **last author** がcorresponding authorとしての役割を担って評価する傾向があったので、筆頭著

第2章 論文投稿・査読で疑問に思ったこと、対応に困ったこと Q&A

者の次からは医歴の短い順で最後が責任者という並びが主流でした。しかし、参考文献の指定では通常最初の3名を記載することが多いので、欧米では貢献度の高い順を好み、わが国でも貢献度の高い順に記載する施設も出てきています。

さらに、最近は **equally contributed author** として複数の筆頭著者による論文形態もあるので、貢献度が同等である場合には、編集委員会に複数の筆頭著者としての投稿が可能か問い合わせることが重要です。

キーワード

last author
論文著者リストのうち、最後の記載される著者のこと。当該研究の統括的な立場の人物であることが多い。

equally contributed author
「equally」（同様に、平等に）、「contributed」（寄稿する、投稿する）の文字通り、複数の人が筆頭著者（first author）であることを示す。

Q10 謝辞はどのようなときに必要で、どのように記載したらいいですか？

A 共著者の条件を満たさないけれど、論文作成に当たって寄与した人に感謝する必要があるときに謝辞に記載します。特殊な検査を依頼した場合など、論文作成には関わっていないけれども論文の鍵となる仕事をした人などです。

もちろん、研究の**スタディーデザイン**から参画して、最終原稿の校閲および承認も行っていれば著者に含めるべきです。具体的な貢献内容を記載することが重要です。例えば、「本症例の診断に当たり（具体的貢献内容）に対するご助言をいただいた（所属名）の○○先生に深謝いたします」のようにします。

Q8で述べたように一般的に、財政的支援に関する記述も謝辞の項に記載します。

> **キーワード**
> スタディーデザイン
> 研究の立案、計画のこと。

Q11 英文校正は必要ですか？

A 英文校正は絶対に必要です。英語を母国語として自身も論文を書いており、その論文の領域を知っている人に頼めれば一番良いです。留学していた先生や英語論文を多数執筆掲載されている先生は、個人的な人脈で英文校正を頼んでいる場合がありますので、そういう信頼できる人を紹介してもらえれば一番です。

校正会社によって、校正の質には大きな開きがあります。英文論文を多数執筆掲載している先生に紹介してもらうのが無難です。紹介してくれる先生がいなければ、投稿先または大手出版社が推薦しているサービスを利用するのが安全です。また、単純な英文校正だけでなく、英語論文としての構造の不備や投稿規定に合わせて参考文献などの体裁を整えてくれるサービスもありますので、初学者はそういったサービスを利用してみるのもよいかもしれません。

Q12 英文校正を行うのに注意することは何ですか？

A　英文の書き方が悪過ぎると校正者に内容がうまく伝わらず、意図する内容を正しい英語に修正できないことがあります。校正者が誤解しないように、自信がなければ関係代名詞などは使わず、伝わる英語で書くことが重要です。意味さえ正確に伝われば、校正者が学術英語に修正してくれます。

　<u>自身の論文の英語の質が低いと思っているならば、提供されている校正サービスで最も上位のものを選んでください。</u>料金はその分高くなりますが、校正者もレベルの高い人が割り当てられたり、複数の校正者がチェックしたり、場合によってはまた無制限の再校正ができるからです。

Q13 英文校正はどの段階で行うのがいいですか？

A 投稿する前およびmajor revisionとして改訂した原稿は、そのたびに英文校正を行う必要があります。

major revisionでは20〜30％程度修正されることはまれではありません。そのたびに校正を依頼する必要があります。そのためにも初学者は校正回数に制限のないサービスを選ぶほうが結果的には経済的負担が小さくなります。

もちろんminor revisionでの修正原稿も可能な限り再校正をすべきです。英文校正にはそれなりの時間を要しますし、校正にかける時間が短いほど料金も高くなります。校正原稿から投稿原稿への反映にも時間を要しますので締め切りに余裕を持って改訂稿を作成する必要があります。

Q14 本文以外も、英文校正を行った方がいいですか？

A 論文は本文だけで校正されているわけではありません。図表含んでの論文です。共著者も本文の誤りは気がついても、図表の間違いには気がつかないこともあります。

逆に読者は本文より図表をよく見ます。本文と図表の数値が異なっていることもありますので、図表を含めて英文校正を行ってください。何らかの理由で図表の英文校正を行わない場合でもfigure legendの英文校正は必須です。

Q15 投稿先はどのように選んだらいいのでしょうか？

A <u>指導医とよく相談する必要があります。</u>「最初は日本語で」と考えているならば、内容によって学会誌、あるいは病院雑誌や大学の紀要なども候補に挙がります。多くの商業誌は投稿原稿を受け付けていますが、依頼原稿が主体であり、症例報告を含め投稿原稿はそれほど掲載しませんので、商業誌だからといって掲載のハードルが低いというわけではありません。

<u>日本小児科学会雑誌は、特定の領域の小児科医にとって参考となる内容ではなく、全ての小児科医に知っておいてもらいたい内容の論文を掲載することを目指しているので、各領域の専門性の高い論文は分科会の雑誌に投稿することをお勧めします。</u> 症例報告は引用が見込まれないため、英文雑誌では採用を手控える傾向にあります。

新規性がある症例報告なら、Pediatrics International の clinical notes として投稿を目指すことをお勧めします。上限が 700 字ですので、焦点を絞って書かなければならないのですが、日本語の症例報告より短いので、かえって一気に書き上げてしまえるでしょう。

投稿時に共著者のサインが必要なのはどういう場合ですか？

投稿規定において、共著者全員のサインが要求されている場合です。特に指定がなければ掲載が決まったときに求められるのが普通ですが、カバーレターには共著者全員が投稿に同意していることを書き添えるのがお作法です。

Advice From The Experts

初めて論文を書く若手医師を初めて指導する立場になった際に気をつけたいポイント

1）まずは全体のロードマップを示す

初稿から accept（論文採択）までどれくらいの時間と手間がかかるのか、初めての若手医師にはなかなか想像できないものです。どこでどれくらいの労力が必要か、段階別に明示してあげてください。

2）若手医師に執筆に必要な時間があるかを確認する

日常診療でアップアップの段階では論文執筆はまだ少し早いかも…。

3）執筆者が当面異動しないことを確認する

若手医師が執筆途中で異動となる場合は、経験上高い確率でそのまま原稿はお蔵入りに…。

4）常にフォローを怠らない

進捗について指導医からの声かけは必須だと思います。

5）短期の締め切りを毎回設定する

やる気を長期間持続させるポイントです。

6）どうしても進まない場合は、指導者が自ら進めて手本を示す

手本があると俄然やる気になる場合も…。

論文執筆を若手医師に勧めた以上、accept まで至らなければそれは指導医の責任だといつも自戒しています。愛情をもって厳しくも優しいご指導をよろしくお願いいたします。

国立がん研究センター東病院 乳腺・腫瘍内科 医長　向井博文

Q17 査読者の推薦はどのような人を選べばいいのでしょうか？

A 編集委員会は、出版のプロセスを早めるために、その分野の専門家であり、査読を了解してくれて、かつ期限内に査読を完了してくれる良質な査読者を求めています。編集委員が知っている良質な査読者は多くはありません。

編集委員会が推薦を求める背景には、査読者選びの困難さに直面していることがあります。雑誌によっては、「査読をしてもらいたい査読者」と、逆に「査読してもらいたくない査読者」の両方の推薦を、論文の投稿者に依頼する場合もあります。査読候補は reviewers または referees と呼ばれますが、査読者になって欲しくない査読者（non-preferred reviewers、opposed reviewers）と区別するために、preferred reviewers、author's recommended reviewers、author-suggested reviewers など、雑誌によっていろいろな名称が使われています。

査読者を選ぶ場合は、必ず利益相反のない人に頼まなくてはなりません。ある程度面識があれば、査読を引き受けてくれる可能性は高くなりますので、学会などで積極的に人脈を広げることが重要です。

思いつかない場合は、引用文献の筆頭著者、その周辺領域で論文を書いている人を推薦するのが無難です。通常、メールアドレスは論文の corresponding author の欄に記載されています。論文を書いていない知り合いを推薦しても、査読者としては決して採用されません。

Q18 カバーレターの書き方や長さで注意することは何ですか？

A 　Wordで、A4に1枚で収まるように記載します。必要な内容は以下です。

① その雑誌に投稿したいということ
② 論文内容の簡潔な説明
③ インフォームドコンセント
④ 二重投稿（double submission）ではないこと、また該当する場合は二次投稿（second publication）であること
⑤ 著者の貢献と著者全員が原稿の最終稿を承認していること
⑥ 利益相反（COI）の開示
⑦ corresponding author（責任著者）の氏名、連絡先

　上記が一般的ですが、④⑤は、投稿規定で本文中に記載するように指示されていれば省略可能です。表1に、例を示します。

表1 ● 症例報告用のカバーレター文面の一例

○年○月○日
(雑誌名)雑誌編集員長
○○○○　殿

　症例報告(タイトル名)を日本小児科学会雑誌に投稿いたしますので掲載についてご検討御願い致します。この症例報告は(売りを簡潔に記載)。この論文は(雑誌名)の読者に対して興味を持つ内容で有益な情報を提供します。
　患者(代諾者)から論文発表に対しては同意を得ており個人情報は守秘されています。
　私たちはこの症例と同様な内容を他言語を含め他誌に投稿中または以前に出版したことはありません。
　全ての著者は症例を詳細に検討してその新規性について議論して論文を作成し、最終稿の全ての内容について同意しました。
　著者全員利益相反はありません。

細野茂春
責任著者：細野茂春　日本大学医学部小児科学系小児科学分野
〒173-8610　東京都板橋区大谷口上町30-1
TEL　　　03-3972-8111（内線xxxx）
FAX　　　03-3957-xxxx
E-mail：xxxxx.yyyyy@nihon-u.ac.jp（**機関アドレスを使用することが好ましい**）

open access journal って何ですか？

　オンライン上で、無料で、制限なく閲覧可能なジャーナルです。掲載費用は article processing charge（APC、後述）として著者が負担する形式です。

　APC 搾取を目的とした形式上の査読のみで掲載可能となるハゲタカ出版社（predatory journals、または predatory publisher）などと呼ばれる粗悪な雑誌が問題となっています。

Advice From The Experts

論文執筆に悩む若い先生へひと言アドバイス

　医学、医療は常に進歩している。行っている医療を常に検証していく必要がある。日常の臨床現場には研究材料が転がっている。若手医師にとって日々の診療での素朴な疑問点を研究テーマに選ぶと日々の臨床に、そして研究に取り込む姿勢が変わる。つまり若い臨床医師こそがより良い臨床研究を行える環境にいる。

　臨床研究で最も重要なことはオリジナリティとデザインである。この２つの完成度により accept される雑誌が決まる。この２つに時間を注ぎ、研究プロトコールを多くの先輩医師（所属科だけでなく、他の科にも）にみてもらうことが accept への近道である。

　『Reject を恐れるな！』多くの reject を受けることで、自分の行った研究が国際的にどの位置にあるのか？意味があるのか？改善はないのか？がわかる。レベルの高い雑誌に投稿し、たくさんの reject を受けることで今後の研究に役に立つ。世界的にその分野で一流の医師に査読してもらうことで新たな発見も得られる。それもタダで！

日本大学医学部 心臓外科 講師　瀬在　明

Q20
article processing charge（APC）と、open access fee（OAF）はどう違うのですか？

A 　open access journal では、掲載受理後、article processing charge（APC）と呼ばれる論文掲載加工料を支払うことで正式な論文掲載となります。

　一方、従来の雑誌は年間購読料を取り、購読者は常に無料で論文をダウンロードして読むことができます。非購読者は、一定期間、有料でダウンロードする必要があります。そういった雑誌は、著者が open access fee（OAF）を出版社に支払うことによって、年間購読者以外も自由に閲覧できる状況にしています。open access にすることにより、多くの研究者に論文が読まれ、引用数が増加することが期待されます。

　open access にしなくとも、論文掲載が却下されることはありませんが、英国や米国では、公的資金による研究では open access にすることが義務化されています。わが国でも、OAF は公的研究費から支出可能です。

Q21 ハゲタカ出版社に引っかからないために、注意することは何ですか？

A ハゲタカ出版社の問題点は 2 点あります。1 点目は、有名な雑誌に似た名前を使用して初心者の投稿者に意図しない雑誌に投稿させること、2 点目は PubMed などの一般的な科学者が使用する文献検索システムに掲載を目指さないこと、そして impact factor の付与を目指さないため国際的な評価の対象とならないことです。

キーワード

ハゲタカ出版社
著者から掲載先の出版社へ支払われる APC（雑誌掲載加工料）の収入を目当てとした出版社。

　研究者の評価として、impact factor が付与された雑誌に限定されている場合には、こういった雑誌に掲載されても高額な APC を支払うだけ無駄になってしまいます。

　こういった雑誌を見分けるためには、その雑誌が PubMed や、Thomson Reuters 社の Journal Citation Reports に掲載されているかを確認しなければなりません。 PubMed、Journal Citation Reports 共に厳しい審査をクリアする必要があるため、創刊されてから収載されるまである程度時間がかかるので、両者に収載されていないからといって全てがハゲタカ出版社というわけではありません。

　この問題に取り組んでいるコロラド大学の図書館員の Jeffrey Beall 氏が作成しているハゲタカ出版社およびその疑いがある雑誌のリストとして、Beall's List[3]が公開されているので参考にしてください。

Q22 二重投稿と二次出版はどう違うのですか？

 A　二重投稿は、同一内容の論文を複数の雑誌に投稿することです。これは、**著作権**と倫理的な観点から禁止されている行為です。これが発覚すると、研究の不正行為として共著者全員がペナルティーを科されることになります。

一方、二次出版（second publication）は一次出版論文と異なる原語で書かれ、一次出版論文のデータや解釈を忠実に反映したものであることが基本で、一次出版および二次出版のそれぞれの規定に則り、両編集委員会が同意して認められたものです。

二次出版に関しても投稿規定に記載されていることが多いです。詳細は、2016 International Committee of Medical Journal Editors[2]に記載されています。

二次出版を希望する場合は、カバーレターにそのことを記載して編集委員会の指示に従いましょう。通常、一次出版が業績として認められる原著・症例報告となり、二次出版は**総説**扱いとなるので、二重にカウントできないため注意が必要です。

キーワード

著作権
著作者が保有する財産的利益を保護する権利のこと。「著作権法」に規定されている。論文の著作権は著者にあるが、論文投稿時には、契約により出版社に著作権が譲渡されていることが多いため、二重投稿は著作権の侵害となる。

総説（review）
該当テーマにおける、先行研究（論文や文献、データなど）をまとめたもの。

Q23
すでに日本語で発表している論文を、似ている内容で英語論文として発表することはできますか？

A 二次出版としての要件を満たしていれば可能です。掲載誌の編集委員会宛に二次出版としての許可をとります。その際英語原稿を添えて審査を受けるのが一般的です。

通常、英文タイトルに complete republication を加え、footnote に "This article is based on a study first in the 雑誌名 in Japanese, with full reference." と記載して本文中で引用することになります。

詳細はそれぞれの雑誌の投稿規定に詳細が記載されていますので、掲載誌と投稿を考えている雑誌で確認する必要があります。

Q24
査読者への返事の書き方で注意することはありますか？

A 査読者の意見に対して、一つずつ丁寧に対応することが重要です。症例報告では、査読者の指摘があっても、すでにできないことがあります（血液検査や画像検査など、その時点に戻って行わなければならないケースなど）。そのような場合、指摘を無視するのではなく、できなければ「できない」と記述してその理由を記載すれば十分です。

日本語だと「絶対的に解決しなければならない問題」と、「できたら解決して欲しい問題」のニュアンスが伝わりにくいですが、英語だと「should」や「must」と書かれていれば、その点が解決できないと accept は難しいでしょう。

査読者が内容を誤解していると感じた場合は、編集長宛てにその旨を書いて判断してもらうこともできます。

Q25 査読者の指摘が多過ぎて改訂稿が期日まで間に合いそうもありません。どうすればよいでしょうか？

A　通常、改訂稿の提出期限は3〜6か月あるので、症例報告でこの期限が守れないことはないと思います。取り掛かりが遅くて間に合わない場合は、事前に編集委員会に連絡して判断を仰ぐしかありません。

　こういったことにならないために、査読結果が来たらすぐにcorresponding authorに連絡を取って、対応を検討しましょう。査読結果を見て、自分だけで改訂稿を作成してからcorresponding authorと相談するのはお勧めしません。英文論文では、再校正の時間も考えて余裕のある対応が必要です。

Q26
論文発表後、生データはいつまで保存しておかなければなりませんか？

A 日本学術会議の「科学研究における健全性の向上について」[4]　についてでは、資料（文書、数値データ、画像など）の保存は当該論文発表後10年とされています。

　紙媒体の資料などについても、10年間の保存が望まれていますが、やむを得ない事情がある場合は合理的な範囲内で破棄可能とされています。医療法で、カルテは5年、その他の記録は2年とされています。電子カルテの場合は、これ以上保存されることが多いので、症例報告に関してはあまり心配はいりません。

　研究機関によってガイドラインが出されていればそれに準じます。

Advice From The Experts

論文執筆に悩む若い先生へひと言アドバイス

　記録をまとめ、後世に残すことは、今、目の前にいる患者の治療と同等に重要で、医師の業務の一部である。これに悩むあなたはまだアマチュアだ。

　プロゴルファーは第一打をどこに打つか、カップから考えると聞く。カップに入りやすいグリーンの位置はどこか。そのグリーンの位置を狙いやすいのはフェアウェーのどこか。そして、そのフェアウェーにボールを運ぶために必要なクラブと方向を決めるという。

　論文もゴールから考えるとよい。自身のデータでどんな論文が作れるか、先行論文を探し、データに合う解析法と図表を決める。こうすれば、方法、成績の文章もある程度引用できる。緒言、考察も関連文献を多数、熟読することを勧める。自ずと議論に道筋が見える。はじめは物まねでもいつか自分のもの（プロ）になる。

日本医科大学 産婦人科 教授　中井章人

Q27
何度も reject されているのですが……。
どうすればいいのでしょうか？

A reject になる原因は、論文内容と雑誌が要求するレベルとのミスマッチです。英文症例報告は、限られた雑誌でしか受け付けていません。従来型の稀少性を前面に出すのではなく、新規性で焦点を絞った形で論文を作成することが要求されます。

英文雑誌を目指すならば、英文雑誌にある程度掲載されているアクティブな先生に指導を仰ぐのが近道です。

impact factor を気にしなければ、従来の雑誌から症例報告を独立させた雑誌もありますので、そのような雑誌への投稿を考えてみてもよいでしょう。

また、日本語でしっかりとした論文を書くことも重要ですので、最初から学会誌を目指すのではなく、院内雑誌、紀要に投稿することも考えましょう。

Q28 論文作成で後輩を指導するときのポイントは何ですか？

A そのテーマで論文になるかどうかを判断することが重要です。症例報告なら、論文にするための新規性と、それを裏付けるデータがあるかを見極めます。論文になりそうならターゲットとする雑誌を決めます。

論文を書き始める前に重要なのは、参考文献の収集です。初学者は、参考文献を最初から絞り込み過ぎる傾向にあります。corresponding author も別個に文献検索を行って、十分論文を読み込んだ上で指導する必要があります。

初めて論文を書く人に対しては、パーツに分けて**工程表**を作成して期限を**区切って**指導していくのが良いでしょう。corresponding author が一人で指導するのではなく、共著者全員に意見を求めながら作成することによって、corresponding author 以外の共著者も論文作成能力が上がっていきます。

> **キーワード**
>
> **工程表**
> 論文作成に必要な作業プロセスを示した表のこと。作業内容や期間を記載し、進捗状況を管理するためのツールとして使用する。

Q29 症例報告はどこから書き始めればいいですか？

A　一般には学会発表が終わってから書き出すことが多いと思います。まず暫定的にタイトルを決めます。そして、学会発表のスライドを参考に「(図表含め)症例」から書き出します。

次に、「はじめに」と「考察」を書き、最後に「要旨」という順番なら書きやすいと思います。「英文要旨」が必要なら最後に和文要旨に合うよう忠実に書きます。最後に、再びタイトルを検討します。

Advice From The Experts

論文執筆に悩む若い先生へひと言アドバイス

　研究の成果を論文に仕上げるには、学会発表の準備以上に気概と根気が必要です。一気に仕上げようとせず、「今日はここまで」と目標を持って少しずつ前に進めていきましょう。

　途中、完成までの道のりの長さに途方に暮れてしまいそうになっても、一つひとつコツコツ積み重ね、前に進めていけば必ずゴール（論文完成）に到達します。

　論文が完成しジャーナルに accept された時、これまでの努力が何にも代えがたい充実感と爽快感となって自分に返ってきます。そして、それがまた次の論文作成への意欲につながっていきます。

　自分の研究成果を世界のドクターに役立ててもらうという大きな視点で、自分の経験した症例や研究成果を是非、論文に残していきましょう。

日本大学医学部 呼吸器外科 教授　櫻井裕幸

Q30 論文作成能力を高める指導法はありますか？

A 論文作成経験が少ない人を指導する場合は、メールでのやり取りは好ましくありません。研究では必須のラボノートに代わるもので、議論のやり取りを記録しておくノートを使用することが重要です。

1週間に1回、30分でも定期的に時間を作って指導しましょう。できれば共著者全員が集まって、**リサーチカンファレンス**の形で意見交換をしながら行うことによって、皆が論文の書き方の知識を共有できます。

> **キーワード**
>
> **リサーチカンファレンス**
> 研究者が集まり、研究テーマの研究成果や進捗状況の報告を発表しあう場のこと。

Q31 査読をしていて剽窃と思える部分がありますが、確実な証拠がありません。

A 英語論文については、剽窃をチェックできるTurnitin社が開発したiThenticate®ソフトがありますので、編集委員会にその部分を指摘してもらえれば委員会でチェックします。

指導論文を事前にチェックしてみたい場合は医育機関や研究機関では導入も進んでいるので各施設で導入しているか確認してみてください。Turnitin社のホームページ[5]から、有料での個人利用も可能です。

Q32 構造化抄録(structured abstract)と非構造化抄録(non-structured abstract)はどう違うのですか?

A **構造化抄録**は"background""case""discussion"のように見出しを付けて分けて記載するスタイルです。

ランダム化比較試験などでは、CONSORT 2010 statement[6)]により構造化抄録で記載することが推奨されたため、多くの雑誌では構造化抄録を取り入れています。

一方、症例報告の抄録は文字数が節約できるため、形式を指定されない**非構造化抄録**で書くことを求められる雑誌がほとんどです。どちらでもよいという雑誌もありますが、通常、非構造化抄録の方が制限文字数が少ないことが多いので注意が必要です。投稿規定で確認する必要があります。

 キーワード

構造化抄録(structured abstract)
項目立てを行い、記載する抄録のこと。「CONSORT 2010 statement(声明)」では、ランダム化試験報告の抄録に関しては、試験デザイン(trial design)、方法(method)、結果(result)、結論(conclusion)の項目で記載することが奨励されている。

非構造化抄録(non-structured abstract)
項目立てを行わず、記載する抄録のこと。

Q33 症例報告の英文タイトルで気を付けることは何ですか？

A タイトルは発表内容が凝縮されたものでなければなりません。すなわち、タイトルだけで結論が分かることが重要です。また、文字数が制限されていますが、通常タイトル中には略語は使用できません。

日本語では「〜の1例」が多用されますが、英文タイトルでは"A case of 〜"で書き始めることはありません。雑誌によっては、最後に"; A case report"と表記することを求めている雑誌もあります。具体例は、原則、名詞句となるようにします。このため、参考文献に記載する場合は別ですが、タイトルの最後にピリオドは打ちません。症例報告の多くは、書き出しを①人（A patient）にするか、または②主題を先頭に持って来るかの二通りになります。

①人を先頭に持って来た例

- Japanese neonate with congenital chloride diarrhea caused by SLC26A3 mutation[7]
- A newborn infant with lipoprotein glomerulopathy associated with congenital nephrotic syndrome[8]

②主題を先頭に持って来た例

- Sudden intractable respiratory failure in extremely low birth weight infants with H-type tracheoesophageal fistula[9]
- Successful transcutaneous arterial embolization of a giant hemangioma associated with high-output cardiac failure and Kasabach-Merritt syndrome in a neonate : a case report[10]
- Autologous cord blood transfusion in an infant with a huge sacrococcygeal teratoma[11]

Q34
症例報告の英文抄録で注意することは何ですか？

注意すべき5つの点を示します。

1）構造化抄録か、非構造化抄録かを確認する
投稿する雑誌の投稿規定で確認します。

2）上限文字数を必ず守る
　Web登録なので字数制限を超えると登録できないことがほとんどです。通常はWordで作成してweb上にコピー＆ペーストすることが多いと思いますので、事前にWordのツールの文字カウントを利用して字数を確認してから登録しましょう。

3）patient（患者）とcase（症例）とを明確に区別する
　日本語では「症例は2歳男児で〜」といいますが、英文では必ず"The patient was two-year-old boy 〜"となり、決して"The case was two-year-old boy 〜"とは記述しません。これは「人が〜と診断された」と記載するときも同様です。
　患者が主語の場合"A patient was diagnosed with（診断名）"、または"A patient was diagnosed as having（診断名）"になります。書き出しは、"We describe the case of（a patient with 〜）"、または"〜 is presented"とすればよいでしょう。

4）×「著者が疾患を経験した」、○「疾患を経験した患者に出会った」

日本人は、しばしば「われわれは非特異的な経過を呈した2歳の虫垂炎を経験した」と記載しますが、患者がその疾患を経験したのであって、著者がその疾患を経験したのではなく、疾患を経験した患者に出会ったということなので、"We have experienced that a patient with ～" とは記載しません。必ず "We encountered a patient with（or a case of）～" となります。

5）動詞の時制は執筆時を基準に考える

日本語は時制にあいまいなところがありますが、英語では明確に規定されています。基本は、原稿執筆時点を基準として動詞の時制を使い分けることになります。

症例報告の最初の「症例提示」は現在形で、「目的」は過去形、症例も過去形ですが、患者が生存していること、経過観察中であることについて書く場合は、現在形または現在完了形または現在完了進行形を使います。

「考察」は、現在形／過去形／現在完了形／過去完了形／未来形と、その内容により時制は異なります。普遍的事実は現在形、引用からの記載で直近の文献からの引用は現在完了形、ある程度時間が経過したものに関しては過去形とします。

Q35 英文抄録だけでも英文校正を行った方がよいのでしょうか？

A 抄録も論文の一部です。そこに不備があれば、論文の質が低下します。和文抄録でさえ指導医に校閲してもらうわけですので、指導医がネイティブレベルの校正ができる場合以外は英文校正を行ってください。

Q36
英文誌の査読で査読者のコメントがよく分からない場合はどうしたらよいのでしょうか？

A 理解できない原因は、①査読者がネイティブ独特の言い回しで日本人にはなじみがなく分からない場合、②査読者も非英語圏で英語が流暢でない場合の二通りが考えられます。

いずれにしても、知り合いのネイティブスピーカー、または自分より英語が堪能な人の力を借りて意味をくみ取ります。それでも分からないか、自分で何とかしなければならないときは、その意見を無視、または「意図することが分からない」とだけ書いて返答するのではなく、自分なりの解釈をして以下のように対応します。

(例文)

Although I have trouble understanding the meaning of a comment X, I interpret it means Y and in which case, my response is Z.

(例文訳)

コメント X はどのようなことを意図しているのかよく分からないのですが、Y という意味ではないかと推測します。その場合、それに対しての私の返答は Z です。

Q37 英文のカバーレターはどのように書けばよいのでしょうか？

A 書く内容は日本語も英語も変わりません。見本を以下に示します（表2）。

表2 ● 症例報告用のカバーレター文面の一例（英文）

x. July. 2016（日付）
Dr Shigeharu Hosono（編集長のフルネーム）
Editor-in-Chief
Journal of xxxx （雑誌の名前）

Dear Dr. 編集委員長の名字

On behalf of all the authors, I would like to ask you to consider our manuscript entitled "（論文のタイトル）" for publication in（雑誌名）as a case report. This report highlights（売りを一行で）.
We feel that the findings described in this case report will be of special interest to the readers of（雑誌名）.
The patient (the legally authorized representative) has provided permission to publish these features of his/her case, and the identity of the patient has been protected.
This manuscript has not been published and is not under consideration for publication elsewhere. All authors have participated in the planning, implementation, or case analysis. All the authors have read the manuscript and have approved this submission.
We declare the authors have no conflict of interests.

Sincerely,

Shigeharu Hosono
Correspondence to Associate Professor Shigeharu Hosono, MD, PhD.
Department of Pediatrics and Child Health, Nihon University School of Medicine,
30-1 Oyaguchi Itabashi Tokyo
173-8610 Japan
TEL 81-3-3972-8111（Ext.xxxx）
FAX 81-3-3957-xxxx
E-mail xxxxx.yyyyy@nihon-u.ac.jp（機関アドレスを使用することが好ましい）

第2章 論文投稿・査読で疑問に思ったこと，対応に困ったこと Q&A

参考文献

1) 文部科学省．研究成果の発表についての質問．http://www.mext.go.jp/a_menu/shinkou/hojyo/faq/1322968.htm［2016. 12. 19］
2) ICMJE. Defining the Role of Authors and Contributors. http://www.icmje.org/recommendations/browse/roles-and-responsibilities/defining-the-role-of-authors-and-contributors.html［2016. 12. 19］
3) Jeffrey Beall. Beall's List of Predatory Publishers 2016. https://scholarlyoa.com/2016/01/05/bealls-list-of-predatory-publishers-2016/［2016. 12. 19］
4) 日本学術会議．科学研究における健全性の向上について．http://www.scj.go.jp/ja/info/kohyo/pdf/kohyo-23-k150306.pdf［2016. 12. 19］
5) Turnitin. iThenticate®. http://www.ithenticate.com/products［2016. 12. 19］
6) KONEKA®. CONSORT（Transparent Reporting of Trials）. http://www.consort-statement.org［2016. 12. 19］
7) Fuwa, K. Japanese neonate with congenital chloride diarrhea caused by SLC26A3 mutation. Pediatr. Int. 57(1), 2015, e11-3.
8) Shimizu, M. A newborn infant with lipoprotein glomerulopathy associated with congenital nephrotic syndrome. Pediatr. Int. 43(1), 2001, 78-80.
9) Hosono, S. Sudden intractable respiratory failure in extremely low birth weight infants with H-type tracheoesophageal fistula. J. Perinat. Med. 30(3), 2002, 265-8.
10) Hosono, S. Successful transcutaneous arterial embolization of a giant hemangioma associated with high-output cardiac failure and Kasabach-Merritt syndrome in a neonate : a case report. J. Perinat. Med. 27(5), 1999, 399-403.
11) Hosono, S. Autologous cord blood transfusion in an infant with a huge sacrococcygeal teratoma. J. Perinat. Med. 32(2), 2004, 187-9.

索引

❀ 欧文 ❀

abstract　79
accept　13, 55
APC　95
article processing charge　95
authorship　67
COPE Ethical Guidelines for Peer Reviewers　73
corresponding author　63
editorial kick　53
equally contributed author　85
figure legend　36
ICMJE　69
IF　22
impact factor　22
IRB　53
iThenticate®　65
keyword　78
known　26
last author　85
limitation　30
major comments　58
major revision　51, 55
minor comments　59
minor revision　55
non-structured abstract　105
OAF　95
open access　60
open access fee　95
open access journal　61, 94
problem　26
prospective study　71
PubMed　20
reject　23, 55
rejectになる原因　101
research question　26
retrospective study　71
review　97
scale　36
second publication　97
spell out　33
structured abstract　105
summary　57
The International Committee of Medical Journal Editors　69
unknown　26, 43

❀ ア・イ ❀

アイセンティケイト®　65
医学中央雑誌　20
医学用語集　24
医師国家試験公募問題用作成マニュアル　24
イタリック体　80
1例報告　11
違反行為への対応　74
インフォームドコンセント　25, 54

❀ ウ・エ ❀

後ろ向き研究　71
英文校正　86
英文抄録　107
英文タイトル　106
英文のカバーレター　110

オ

オーサーシップ　67
オープンアクセスジャーナル　61
オープンジャーナル　25
オンラインジャーナル　25

カ

改ざん　64
改訂稿の提出期限　99
家族歴　27
カバーレター　53, 92
観察研究　13

キ

キーワード　78
既往歴　27
起草　69
共著者　84

ケ

経過　28
経過表　34
掲載可否の判断　60
形式的適合性　52
ケースシリーズ　11
限界　30
検査結果　81
検査成績　27
現症　27
原著論文　11
現病歴　27

コ

考案　48
考察　28, 48
構造化抄録　105
構造化方式　45
工程表　102
国際医学雑誌編集者会議　69

サ

査読　52
査読者の心構え　62
査読者の推薦　91
査読レポート　52, 57
サマリー　57
参考文献　22, 37

シ

システマティックレビュー　13
謝辞　86
写真　36
小項目　59
症例　27
症例報告　11
抄録　53
緒言　26, 41
資料の保存　100
新規性　14
シングルブラインド制　74

ス

図　32
スケール　36
スケジュール　18

index

スタディーデザイン　86
スペルアウト　33

❖ セ・ソ ❖

責任著者　63
総説　97
総説原稿　16

❖ タ ❖

大項目　58
代諾者　25
タイトル　30

❖ チ ❖

重複出版　67
緒言　26, 41
著作権　97

❖ テ ❖

テーマ　17
デザイン　69

❖ ト ❖

投稿規程　24
投稿先　22, 89
盗用　64

❖ 二・ネ ❖

二次出版　97
二重投稿　65
捏造　63

❖ ハ ❖

ハゲタカ出版社　96
はじめに　26, 41

❖ ヒ ❖

非構造化抄録　105
表　32
剽窃　64
表題　53
病理画像　36

❖ フ・ホ ❖

ブラックリスト　73
文献検索　20
放射線学的画像　36

❖ マ・ユ ❖

前向き研究　71
有効性　15

❖ ラ ❖

ランダム化比較試験　13
ランニングタイトル　30

❖ リ・ロ ❖

リサーチカンファレンス　104
臨床試験登録サイト　71
倫理委員会　53
論文の構成　25

あとがき

　症例報告を書くためには、適切な論文を多く読まなければなりません。それには検索の技術が重要です。重要な論文の引用をせず、あやふやな知識では論文は書けませんし、書いたところで査読者から厳しい指摘を受け、reject されてしまいます。初期研修医、後期研修医の間に、文章を書いて他人に評価してもらうチャンスは、論文を書くこと以外にありません。若い時に正しい文章を書けるようにしておかないと、その後、臨床研究計画書や科研費の書類を書く時になって恥ずかしい思いをしなければなりませんし、また後輩の指導もできません。

　論文を書くことはスポーツと一緒です。良き指導者について基礎をしっかり身に付けて反復練習することにより、必ず成果は得られます。スポーツと違って年齢による衰えはありませんので、一生ものの技術です。過去に学会で発表したものを、もう一度読み返して是非論文にまとめてみてください。accept の連絡が来た時は、何物にも代えがたい達成感が味わえます。1日10分、毎日数行ずつでも書き続ければ、必ず書き上がります。論文が書けないのは、書かない日があるからです。そのためには、最初の段階で必要な論文を読み込んで、明確なコンセプトを持ってスタートする必要があります。

　最後までお読みいただきありがとうございました。皆さんの論文執筆・投稿・査読に取り組む気持ちが少しでも明るく、楽しいものになっていたら幸いです。

2017年4月

日本大学医学部診療教授　細野茂春

● 著者紹介

細野 茂春 (ほその　しげはる)

日本大学医学部診療教授（小児科学系小児科学分野）

日本大学医学部附属板橋病院
　　総合周産期母子医療センター室長
　　新生児病科科長
　　医療安全管理室副室長

日本小児科学会 和文誌編集委員長
日本小児科学会 小児科専門医
日本周産期・新生児医学会 周産期専門医（新生児）

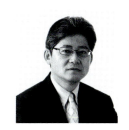

● 略　歴

1985年3月	日本大学医学部卒業
1989年3月	日本大学大学院医学研究科博士課程小児科系修了　医学博士
1989年4月	東京都立大塚病院小児科
1992年4月	日本大学医学部小児科学講座助手
1993年4月	埼玉県立小児医療センター未熟児新生児科
1994年4月	埼玉県立小児医療センター未熟児新生児科医長
2001年4月	日本大学医学部小児科学講座助手
2004年6月	日本大学医学部附属板橋病院新生児病科病棟医長
2007年5月	日本大学医学部小児科学講座助教
2008年4月	日本大学医学部附属板橋病院総合周産期母子医療センター室長
2009年6月	日本大学医学部小児科学系小児科学分野准教授
2014年4月	日本大学医学部附属板橋病院新生児病科科長
2017年4月	日本大学医学部小児科学系小児科学分野診療教授
	現在に至る

● 所属学会

日本小児科学会（和文誌編集委員長、欧文誌編集委員、ホームページ管理・運営委員会委員）
日本周産期・新生児医学会（理事、新生児蘇生法委員会委員長、専門医制度委員会委員）
日本新生児成育医学会
（理事、医療の標準化委員会委員長、国際渉外委員会委員、学会誌編集委員会オブザーバー）
日本産婦人科・新生児血液学会（理事、雑誌編集委員）
日本輸血・細胞治療学会
（小児輸血ガイドライン検討タスクフォース、分割製剤検討タスクフォース）
日本蘇生協議会（理事）
International Liaison Committee on Resustation（ILCOR Neonatal Life Support Task Force Member）

本書は「ネオネイタルケア」誌連載『査読者にまなぶ論文投稿のお作法』（2016年29巻1号〜10号掲載）を加筆・修正して、再構成したものです。

査読者が伝授する
論文投稿・査読のコツ
―お作法を知ればこわくない

2017年4月20日発行　第1版第1刷

著　者　細野 茂春（ほその しげはる）
発行者　長谷川 素美
発行所　株式会社メディカ出版
　　　　〒532-8588
　　　　大阪市淀川区宮原3-4-30
　　　　ニッセイ新大阪ビル16F
　　　　http://www.medica.co.jp/
編集担当　小牧明子／里山圭子
編集協力　有限会社エイド出版
装　幀　藤田修三
印刷・製本　株式会社シナノ パブリッシング プレス

© Shigeharu HOSONO, 2017

本書の複製権・翻訳権・翻案権・上映権・譲渡権・公衆送信権（送信可能化権を含む）は、（株）メディカ出版が保有します。

ISBN978-4-8404-6166-5　　Printed and bound in Japan

当社出版物に関する各種お問い合わせ先（受付時間：平日9：00〜17：00）
●編集内容については、編集局　06-6398-5048
●ご注文・不良品（乱丁・落丁）については、お客様センター　0120-276-591
●付属のCD-ROM、DVD、ダウンロードの動作不具合などについては、
　デジタル助っ人サービス　0120-276-592